# PLEINE CONSCIENCE

## LEÇONS À LIRE
## AVANT DE DORMIR

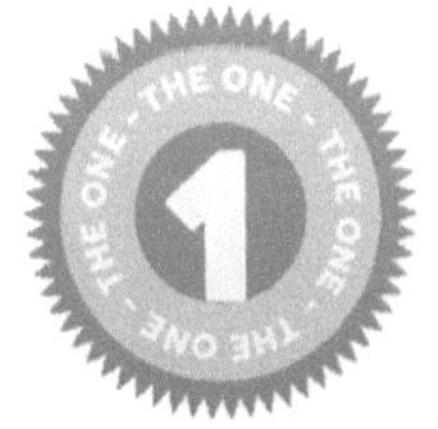

*À ma famille,*

*À mes amis,*

*À mes collègues,*

*À mes patients,*

*principales sources d'inspirations.*

# Auteur

## Dr. COSTA P.

Apprenti éternel en méditation et en pleine conscience.
(MBCT)

**Médecin Spécialiste ORL**

Oto-rhino-laryngologie et chirurgie cervico-faciale.

# Livres du même auteur

VENTE EXCLUSIVE

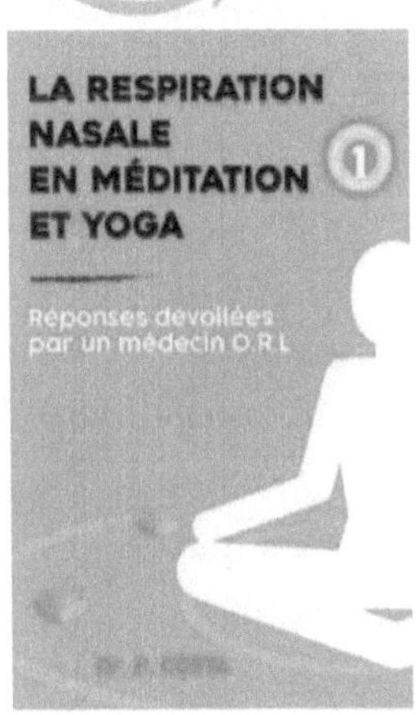


LA RESPIRATION
NASALE
EN MÉDITATION
ET YOGA

Pour acheter ce livre sur
www.amazon.fr, utilisez votre ap-
pareil photo sur votre GSM diri-
geant la caméra sur cette image
(code QR)
ou cliquez ici:
https://www.amazon.fr/dp/B08W3PDDDH

# | INTRODUCTION |

Un livre pour s'endormir… Avez-vous remarqué qu'au moment où vous décidez à plonger dans le sommeil, votre esprit est plus relâché. Il est aussi plus réceptif, plus perméable. Lorsque l'on s'endort rongé par les tracas du quotidien, la nuit s'annonce lourde et agitée.

À l'inverse, la nuit est paisible et reposante lorsque l'on sombre dans le sommeil avec légèreté. C'est l'objectif de cet ouvrage que de proposer des histoires simples, des petites fables accessibles, permettant de prendre du recul sur le monde, les autres et sur soi-même.

Il s'agit, cher lecteur, de pointer des évidences qui souvent ne le sont plus dans notre monde moderne où nous sommes constamment sollicités.

C'est une première prise de conscience essentielle pour que les effets positifs de ce livre soient réels : prenez conscience des soucis, des sollicitations de toutes parts, du fardeau de la vie quotidienne qui pèse sur les épaules de notre inconscient. Il y a cette petite voix intérieure qui ne nous fiche jamais la paix.

En somme, de profonds mécanismes sont à l'œuvre et contribuent à nous « pourrir » la vie.

Il y a pourtant des modèles, sinon de sagesse, du moins de calme et de tranquillité qui ont ouvert la voie à une profonde compréhension de ces mécanismes qui nous usent.

*******

J'ai regroupé en sept thèmes ces 69 petites histoires qui vous aideront à réfléchir et à vous endormir, en participant à un lâcher-prise opportun au moment du sommeil :

- le non-jugement : les histoires invitent à considérer le pouvoir de l'observation, à savoir être capable de s'observer soi-même, d'observer nos propres automatismes pour en défaire peu à peu l'emprise.

- la patience : elle est une vertu essentielle à développer pour celui qui recherche bien-être et calme intérieur.

- l'esprit nouveau : comment s'adapter aux situations de la vie et développer un état d'esprit pour en apprécier toutes les expériences.

- la confiance : confiance et estime de soi sont les terreaux indispensables pour retrouver sa vraie valeur intérieure, au-delà des conditionnements et du regard des autres.

- l'absence d'effort et d'attente : dans notre quotidien, nous sommes toujours en lutte contre la vie et la réalité telle qu'elle est. On « veut » et ce vouloir s'obtient dans la douleur, en forçant. N'y a-t-il pas une autre voie de contentement ?

- l'acceptation des choses : notre esprit tord la réalité pour la faire correspondre à ce qu'il souhaite. De fait, nous n'acceptons jamais les choses lorsqu'elles ne se passent pas comme on le souhaite.

- la pensée et le lâcher-prise : il s'agit de réaliser l'omniprésence des pensées et des émotions dans notre quotidien ; en prenant conscience de leur nature, on peut en desserrer le poids.

*******

Ces thèmes fondent sept piliers sur lesquels construire une vie plus sereine et en conscience. Ce « en conscience » est fondamental : il offre une prise de recul sur soi-même et propose ainsi une opportunité de se dégager de ce qui nous tracasse, nous fait ruminer et souffrir. Tel est le pouvoir de la Pleine Conscience.

Ces contes sont le reflet de ces paroles de sages qui existent depuis toujours. Si elles ont traversé les siècles, ce n'est pas par hasard : elles portent en elles une dimension universelle. C'est qu'elles relèvent du bon sens d'une part et du sens de l'observation d'autre part.

Elles soulignent ces automatismes qui troublent notre sommeil et notre vie quotidienne. En prenant conscience de ces éléments, nous pouvons ainsi agir dessus. Et cela commence d'abord par la lecture de ces histoires avec attention, au moment de vous endormir.

Comment tirer le meilleur parti de ce livre ? Il est fortement conseillé de lire une seule et unique histoire par soir, avant de vous préparer à dormir.

Pourquoi à ce moment-là ? Eh bien parce que votre esprit est alors plus à même de les ancrer en lui, de se les approprier. Si ces fables sont d'apparence simple, il ne faut pas sous-estimer leur pouvoir de transformation intérieure.

Lisez une histoire par soir et laissez-la grandir en vous. Elles vous paraîtront certainement très accessibles en termes de compréhension, mais elles sont porteuses d'un sens qui va infuser petit à petit. Là est leur secret. C'est l'autre magie de la Pleine conscience : même endormi, l'effet de ces contes va se diffuser, se réaliser en vous, vous imprégner. Il y a vraiment l'idée d'un processus d'infusion, de maturation, lent, progressif et continu.

Il faut donc ancrer chacune de ces histoires. Ne pas se précipiter, mais faire preuve de patience et se montrer méthodique. N'hésitez pas non plus à relire plusieurs fois le livre de manière ponctuelle, ou à vous reporter à une histoire qui vous aura marqué plus qu'une autre (après une première lecture complète achevée). Sur ce, je vous souhaite une bonne lecture. Que ces fables vous apportent bien-être, sérénité et prise de conscience des blocages nichés en chacun de vous.

# | 1 |

# | VIVRE SES ÉMOTIONS |

## LE NON-JUGEMENT

*« Les sages émettent des idées nouvelles,
les sots les répandent. »*

Heinrich Heine

Il était une fois un sage qui avait fait le choix de se retirer dans une grotte et de n'en sortir qu'une fois qu'il aurait totalement maîtrisé ses émotions. Des gens l'observaient de loin, l'admiraient, tout en le qualifiant de saint-ermite.

Seul dans sa grotte, à l'écart de tous et de tout, passant le plus clair de son temps à méditer, il en vint, après des années et des années, à contrôler totalement ses émotions. Il finit même par ne plus ressentir aucune émotion à la toute fin de sa vie, tellement son retrait du monde fut radical. Il en avait presque oublié son propre nom.

Il s'enorgueillit d'avoir atteint son but et estima qu'il avait mené une vie de saint, qu'il avait trouvé la voie de la sagesse.

Pourtant, sur son lit de mort, dans sa grotte, il fut submergé par les regrets : « il y a tant de choses que je n'ai pas vécues, tant de joies ratées. Hélas ! Il est trop tard ».

C'est à son dernier souffle qu'il comprit enfin que la sagesse ne consiste pas à rejeter les émotions et à s'en protéger, mais bien à les vivre consciemment.

**Vivez-vous toutes les émotions ou cherchez-vous à chasser les plus négatives de votre vie ?**

# | 2 |

# | L'HOMME PRESSÉ |
## LES VERTUS DE LA PATIENCE

> *« Sérénité constante, disponibilité aux autres,*
> *multiples intérêts, les vrais maîtres du temps,*
> *parce qu'ils savent prendre du recul,*
> *y ajoutent l'humour. »*

Jean-Louis Servan-Schreiber

Un vieil homme marche dans les couloirs d'une maison de repos avec sa canne : il s'arrête devant une horloge et soupire de désespoir. Par le passé, il a été un entrepreneur énergique et a mené sa vie tambour battant : toujours sur la brèche, avec toujours en tête une multitude de projets de développement. Son entreprise était à son image : il fallait que ça bouge. Il était incapable de rester en place. Impensable de rester là à rien faire : il lui fallait un mouvement perpétuel. À peine arrivé, il devait déjà repartir. Toujours quelque chose à faire, quelqu'un à voir. Toujours en partance vers d'autres pays ; toujours d'autres marchés à conquérir. Jamais le temps de s'arrêter ou de faire une pause. Sa vie a été ainsi : un flux continu d'agitation et d'effervescence.

Il a désormais 87 ans. Il est contraint de vivre dans une maison de repos. Il erre dans les couloirs, tourmenté de ne rien avoir à faire. L'attente est longue…

Il déprime car il n'y a plus rien à mener : sa vie est derrière lui. Cette situation lui est insupportable. Il se sent perdu et désœuvré.

— Peut-être ai-je trop été dans l'action. Peut-être n'ai-je pas appris à être, à développer la patience…

**Notre monde moderne nous incite constamment à avoir et à faire. Mais la patience est une porte ouverte vers le simple fait d'être : être sans vouloir, sans rien faire.**

# | 3 |

# | L'INSOMNIAQUE |

## LES VERTUS DE LA PATIENCE

> *« Le sommeil est le seul ami*
> *qui ne vient pas quand on l'appelle. »*

Diane de Beausacq

— Docteur, je ne dors plus…, affirme une jeune femme.

— Ah ? Et depuis combien de temps ?

— Cela va faire plusieurs mois… Mais depuis quinze jours, si je profite de deux heures de sommeil dans la nuit, c'est bien le bout du monde.

Le médecin la regarde et l'interroge :

— Avez-vous vécu un événement particulier qui expliquerait ces insomnies ?

— Non, pas particulièrement. Je suis d'un naturel stressé et je vis à cent à l'heure. Mais cela a toujours été le cas… Et pas de bousculement particulier dans ma vie…

— Fermez les yeux. Nous allons essayer de voir ce qui se passe lorsque vous êtes dans votre lit. Dites-moi ce qui se passe en vous…

— Heu… Je pense à ma journée de demain et à tout ce que j'ai à faire… Et puis, je me dis : « allez, il faut dormir, là ».

— Et puis ?

— Rien… Je vois les minutes de mon réveil puis les heures défiler.

— Que vous dites-vous ?

— Les pensées qui me viennent sont : « allez, je dois dormir ! », mime-t-elle avec agacement.

— D'accord. Voici ce que vous allez faire ce soir, reprend le médecin.

Plus tard, la jeune femme se retrouve devant son lit et s'interroge :

— Bon. Pas de médicament… Juste une phrase à répéter… Au point où j'en suis, autant suivre son conseil après tout.

Elle s'allonge dans son lit, place la couverture, détourne son réveil et se met à répéter, avec une respiration lente et douce :

— Je choisis d'accueillir le sommeil.

Vingt minutes plus tard, la voilà qui dort à poings fermés.

**En transformant les « je dois » et les « il faut » par une bienveillance envers soi-même, dans l'accueil et sans pression, on évite bien des pièges d'impatience.**

# | 4 |

# | LA SENTINELLE |
## UN NOUVEL ÉTAT D'ESPRIT

« *Nous oublions souvent de sentir
la magie du moment présent et pourtant,
c'est elle qui bâtit le scénario de notre vie.* »

Michel Bouthot

C'était une sentinelle, un soldat qui gardait la porte d'un camp quelque part dans le désert. Face à lui tous les jours, une grande étendue de sable avec des cactus clairsemés, des arbustes coriaces et des bosquets d'herbes jaunies. Tous les jours, le soleil blanc haut dans le ciel.

Tous les jours, à l'aube, la sentinelle prenait son poste et remplaçait la sentinelle de la nuit.

« Quelle horreur, cette vie qui se répète de jour en jour » pourrait-on penser.

« Quelle horreur, ce désert vide et sec » pourrait-on dire.

Mais la sentinelle ne se plaignait pas. Elle ne se lamentait pas sur son sort.

La fréquentation du désert l'avait rendue plus sage que cela.

La première année, elle avait cru mourir d'ennui et son sang bouillonnait de manque d'action et d'impatience.

La deuxième année, l'attente la terrassait et tout son corps protestait de ne rien faire.

La cinquième année, le désespoir l'avait rendue comme une coquille vide.

Mais… la sixième année, les choses s'étaient révélées : aucun jour ne ressemblait plus au précédent. Un jour, les cactus avaient éclos et ce superbe spectacle enchanta la journée, une autre fois, la matinée fut douce et réconfortante, un jour encore le ciel apparut, splendide… le désert ne fut plus jamais le même, jamais brûlant de la même façon, d'une immobilité toujours singulière. Et d'une sérénité absolue.

Ainsi, la vie de la sentinelle était devenue chaque jour différente.

**Chaque moment de la vie est nouveau ;**

**il mérite d'être savouré.**

# | 5 |

# | LES MUSICIENS |
## LA CONFIANCE EN SOI

> *« L'échec est un sentiment,*
> *bien avant d'être une réalité.*
> *C'est le fruit de la combinaison entre*
> *la vulnérabilité et le manque de confiance en soi,*
> *qu'aggrave ensuite, souvent délibérément, la peur. »*

Michelle Obama

Il était une fois un chef d'orchestre comme il en est peu. Il arrivait au zénith de sa carrière et tous les mélomanes avaient au moins entendu une fois une de ses interprétations des chefs-d'œuvre de Bach, Mozart ou Beethoven. Il cherchait quatre violonistes d'exception pour sa dernière création. Connaissant sa rudesse, son exigence et son talent, peu de musiciens osèrent se présenter aux auditions. Mais quelques dizaines de courageux se hasardèrent. Après quelques éliminatoires, il n'en restait plus que quatre. Quatre violonistes se présentèrent. Le premier avait joué brillamment, le deuxième, merveilleusement, le troisième somptueusement et le dernier formidablement. Tous attendaient dans une petite salle, le temps que le maître fasse son choix. Dans son bureau, le maestro était dans l'hésitation. Cela faisait presque deux heures qu'il comparait les qualités de chacun. À la vérité, il aimait tellement ces quatre musiciens qu'il ignorait comment il allait les départager. Et c'est ce qu'il décida de leur dire : il les engagerait tous les quatre. Il ouvrit la porte et constata avec surprise qu'il ne restait qu'un seul violoniste !

— Où sont passés les autres ? demanda le maître.

— Le premier a estimé que votre longue hésitation prouvait qu'il ne vous avait pas séduit : il est parti.

— Et le deuxième ?

— Il se rongeait les ongles, les sangs… il n'en pouvait plus d'attendre, et a préféré rentrer chez lui.

— Et le troisième ?

— Quand il a vu les deux autres virtuoses partir, il a pensé que si eux renonçaient, lui n'avait aucune chance.

— Et vous ?

— Eh bien je me suis dit que si vous hésitiez si longtemps, c'est que vous aviez aimé notre jeu et donc que j'avais mes chances autant que les autres. Mais moi, je suis resté. Bien évidemment, c'est lui qui décrocha l'engagement.

**Votre confiance en vous
est la clef de multiples opportunités.**

# | 6 |

## | LE MILLIONNAIRE |

### SANS EFFORT, SANS ATTENTE

*« Ne perds pas ton temps
à vouloir plaire à tout le monde.
Deviens ta première priorité
et ouvre tes bras au bonheur. »*

Rémi Ballot

Au seuil de sa vie, le richissime homme d'affaires contemple autour de lui tous les objets qu'il a accumulés.

De magnifiques tableaux, des vases sertis de pierres précieuses, des meubles en bois rare. Et puis, des yachts, des appartements aux quatre coins du monde, de luxueuses voitures également. Ses comptes en banque sont remplis à ras bord. Il a tout ce qu'il a désiré. Il a travaillé dur pour cela : toute sa vie et son énergie ont été consacrées à sa réussite personnelle. Pourtant, devenu impotent, sur son lit de mort, presque incapable de bouger, le millionnaire réalise :

— Tant d'efforts, de sueur et de stress pour en arriver là. Tant d'énergie consacrée pour acquérir tous ces objets. Et maintenant, que puis-je attendre de plus ? Il n'y a plus rien à attendre. Me voilà entouré d'objets qui ne me servent plus…

Une petite voix en lui susurre :

— Peut-être peux-tu commencer à être, sans rien attendre ni vouloir quoi que ce soit…

L'homme s'abandonne à cette idée et, pour la première fois, ressent en lui une détente et une légèreté qu'aucun de ses objets ni aucune de ses entreprises ne lui ont donné jusqu'à présent.

**Lorsque l'on arrête d'accorder**

**la priorité à l'avoir et au faire,**

**il ne reste que la présence : c'est être.**

**C'est toute la magie de la simplicité de l'être.**

# | LE TRÉSOR CACHÉ |

## AGIR EN CONSCIENCE

> *« L'envie est le trésor*
> *de nos succès rêvés et non obtenus,*
> *de nos intentions sans effet,*
> *de nos pensées sans exécution. »*

Honoré de Balzac

Il en est persuadé, cette fois il mettra la main dessus ! Cela fait plus de trente ans que cet archéologue explorateur étudie et recherche ce temple maya perdu et oublié des hommes. Lui seul a connaissance de son existence.

Il y a consacré toute sa vie : une thèse, des voyages multiples… Il sait que le monument est là, quelque part, entre les montagnes et la forêt amazonienne. Il sait que dans ce temple oublié des hommes se trouve une pierre gravée ; selon une légende maya, elle recèle un trésor inestimable.

Maintes et maintes fois, il a cru pouvoir mettre la main dessus. Il a été déçu mais est toujours reparti en quête, toujours plus obsédé et déterminé à aller à sa découverte.

Quand, enfin, il met à jour l'emplacement du temple, il est satisfait. Il est alors âgé de 70 ans, mais enfin, il a atteint le but auquel il a consacré toute sa vie, le but qui a mené toute son existence.

Le temple est en partie en ruine. Il avance dans la grande salle principale. Le silence règne et seul le bruit de son souffle et les piaillements des oiseaux se manifestent.

Il approche d'une grande dalle : il sait que c'est là qu'est le trésor sacré. Il regarde, mais rien. Seulement une inscription. Il souffle sur la poussière pour la lire :

*« Le seul trésor des Hommes est de ne pas se laisser abuser par l'esprit ».*

La phrase le frappe intérieurement : il réalise que l'obsession qui hante son esprit a ruiné sa propre vie. Elle l'a empêché de vivre, tel un appât du mental dont il n'a jamais pris conscience.

**Lorsque l'on comprend**

**le fonctionnement de son esprit,**

**on peut s'en libérer,**

**trouver notre trésor intérieur.**

# | 8 |

# | LE MOMENT PRÉSENT EST TEL QU'IL EST |

## ACCEPTER

*« Elle aimait prolonger cet état de latence,
d'engourdissement, ne rien prévoir,
laisser aller les choses comme elles venaient,
accueillir l'étirement du temps. »*

Delphine de Vigan

Il était une fois, dans une pâture, un jeune noisetier qui poussait non loin d'un grand chêne. C'était l'été et un magnifique soleil dardait ses rayons dans le ciel immaculé.

— Il fait trop chaud ! Mes racines manquent d'eau, dit le noisetier.

Puis vint l'automne, et avec lui la pluie, le vent, et le froid.  Et nos deux arbres perdirent leurs feuilles.

— Je me sens nu sans mes feuilles. Quelle horrible saison ! se plaignit le noisetier.

Arriva l'hiver, la bise et le gel aussi. Les corbeaux volaient bas et croassaient tout le jour en survolant les champs gris.

— Mon tronc va s'abîmer dans ce frimas ! Quelle tristesse aussi, ce temps ! gémissait le jeune arbre. Revint le printemps, nos arbres se couvrirent de feuilles d'un vert tendre et de fleurs en chatons…

— Quel dommage de perdre mes belles fleurs ! se lamentait le noisetier. Le chêne, qui avait été patient une année, dit à son jeune ami :

— Jeune plant, tu viens de passer un an à te plaindre de ce que tu vivais ou à regretter ce qui allait t'arriver. Souhaites-tu décidément la mort ?

— Pas du tout !

— Peux-tu changer le temps ?

— Non… et je le regrette !

— Sans doute. Mais en ce cas, la seule chose que tu peux changer, c'est toi. Accepte les choses comme elles sont. L'automne t'arrose, l'hiver te repose, le printemps te réveille, et l'été te fait fructifier. Ainsi va la vie, accepte-le, sois reconnaissant, parce qu'en vérité, tu n'as rien de mieux à faire. Sinon, tu ne seras jamais heureux. Le jeune noisetier qui avait envie d'être heureux, se dit que le chêne avait raison. Il prit alors la vie comme elle vint.

**On ne peut tout maîtriser dans la vie. La vie, c'est la surprise et l'inattendu même. Lorsque l'on cesse de vouloir tout contrôler, on est dans l'acceptation de la vie.**

# | 9 |

# | LE ROSEAU |

## LE NON-JUGEMENT

*« La clé pour une vie heureuse,
c'était d'avoir la mémoire courte. »*

Jojo Moyes

Un vieux roseau était planté dans le sol. Il semblait fiché là depuis toujours. Un jeune héron l'avertit, plein de condescendance :

— Une tempête se prépare ; moi, je file. Et à tire d'aile. Mais toi, pauvre tige plantée, tu vas devoir affronter des vents forts à abattre un chêne. C'en est fini de toi…

— Je ne crains rien. Vois-tu cette plaine marécageuse. Il y a cent ans, elle était couverte d'arbres. Ils sont tout tombés, flanqués aux sols par les vents et les tempêtes. J'en ai connu et en connaîtrai d'autres. Je n'ai pas peur.

— Comment fais-tu ? Quel est ton secret ? reprit le héron étonné.

— Mon secret ? Je ne résiste pas et j'observe.

— Je ne comprends pas, fit l'animal.

— Eh bien, lorsque les vents s'abattent sur moi, je ne vais pas contre eux : je les laisse souffler sur moi autant qu'ils veulent et j'observe.

— Et ?

— C'est tout, termina le roseau.

**Comme le roseau ploie sous la tempête sans rompre, pouvez-vous laisser les pensées et les événements se déchaîner en vous en les observant tout simplement ?**

# | 10 |

# | LE POUVOIR DU SOURIRE |

## LES VERTUS DE LA PATIENCE

> *« Le rire et le sommeil*
> *sont les meilleurs remèdes du monde. »*

Proverbe Irlandais

Un lundi matin, sous la grisaille parisienne. Une jeune caissière - appelons-la Alice - part travailler, comme chaque semaine. Et, comme chaque lundi, elle n'a pas envie d'y aller. Il fait froid, il pleut et on n'est qu'au premier jour de cette semaine de novembre. Elle remarque d'ailleurs qu'elle n'est pas la seule à « faire la tronche » : les passants ont une mine aussi grise que le bitume ; les voyageurs dans le métro sont muets, le regard sombre et préoccupé.

Elle arrive à son travail. Elle n'aime pas son métier. Sa patronne lui donne les directives de la journée sur un ton péremptoire.

Les clients s'enchaînent dans la routine quotidienne. Ils sont pressés, froids, malpolis. Tous ont l'air triste et semblent porter le poids du monde sur leurs épaules.

Pour Alice, vivement que cette journée se termine : tout est morose, comme sa vie. Elle commence à se dire qu'elle ne vaut rien, qu'elle est condamnée à cette vie-là, elle est perdue.

Soudain, une jeune femme pétillante la sort de ses pensées :

— À bientôt ! Et merci pour tout ! lance cette dernière. alors qu'elle finit de ranger dans son chariot les courses qu'Alice a bipées sans même s'en rendre compte.

— Euh… Merci à vous. Au revoir, répond Alice, un peu décontenancée.

La jeune cliente lui adresse alors un large sourire, comme ça, pour rien. Mais, en son for intérieur, Alice ressent cette vibration positive : cette jeune femme lui a redonné un peu de joie et de confiance en elle.

**Et vous, combien de personnes comme cette jeune cliente croisez-vous dans votre journée ?**

# | MÉDITER À TOUT PRIX |

## LES VERTUS DE LA PATIENCE

> *« Nos meilleurs cerveaux affirment*
> *que toute cette histoire est absolument,*
> *scientifiquement, rationnellement impossible.*
> *Mais elle se moque d'être impossible,*
> *cette histoire. Il lui suffit d'être réelle. »*

Pierre Pairault

— C'est décidé ! Je vais commencer la méditation dès demain ! annonce Charlotte, une jeune fille anxieuse, à son entourage.

Quel enthousiasme ! Elle semble vraiment déterminée. Le lendemain elle commence, mais ne trouve pas la patience de se maintenir plus de cinq minutes ainsi.

Plus les jours passent, plus son engagement s'effrite. Il y a toujours quelque chose à faire, toujours une bonne excuse : « ce soir, pas le temps : je dois finir ce dossier » ; « oh non je le ferai demain, je n'ai pas fait mes courses » ou bien encore « ce soir, je suis fatiguée » ou « je vais sortir en ville boire un verre, ça me fera du bien ».

Pourtant, chaque fin de semaine, elle s'engage fermement à s'y mettre. Mais rien à faire… Ou plutôt, toujours quelque chose à faire… Le temps passe…

Devenue retraitée, Charlotte cherche toujours à pratiquer, en vain.

Elle demande conseil à un pratiquant assidu qu'elle connaît et qui habite son quartier.

Sa réponse est claire :

— Dès lors que tu cherches à « faire » de la méditation, ton esprit t'emmènera toujours sur autre chose.

— Mais alors, comment contourner cette difficulté ? supplie Charlotte.

— Il n'y a pas à faire, ni à vouloir, ni à avoir. Il suffit d'être…

**Être là, en présence et en conscience et ne pas écouter le mental qui nous entraîne dans le faire et le vouloir, c'est le premier pas vers la patience et la sérénité.**

# | 12 |

# | LE PLUS FORT DES ANIMAUX |

## UN NOUVEL ÉTAT D'ESPRIT

*« Dès qu'on a un peu de pouvoir, tu es déférent
mais si l'on n'a plus rien à t'offrir,
tu deviens méprisant.
Tu as bien appliqué la règle
qui t'a mené où tu es aujourd'hui :
Fort avec les faibles, faible avec les puissants. »*

Karine Tuil

Comme souvent parmi les animaux, il y avait de grandes querelles pour savoir qui était le plus fort, le plus vaillant ou le plus puissant. Les *egos* s'affrontaient dans de longs verbiages, rugissements, caquètements et parfois, les crocs et les griffes mettaient un terme aux discussions.

Ce jour-là, le tigre expliquait à l'assemblée qu'il était le plus fort des animaux. Le grand éléphant ricana, saisit un solide manguier et le déracina d'un coup de sa robuste trompe.

Chacun convint que l'éléphant était le plus fort des animaux. Le pachyderme se rengorgea et ne se sentit plus d'aise.

Mais le tigre intervint :

— Eléphant, dis-moi, combien pèses-tu ?

— Je pèse six tonnes !

— Et combien peux-tu soulever ?

— Les humains disent que je peux soulever neuf tonnes.

Toute l'assemblée poussa un cri d'émerveillement…

Mais le tigre, lissant sa superbe fourrure, dit :

— Ce n'est pas mal… Moi, je peux soulever plus de cinq cents kilos ! C'est-à-dire deux fois mon poids ! Donc proportionnellement, je suis plus fort que toi.

Il y eut un silence admiratif dans l'assemblée et tout le monde vint féliciter le tigre.

Mais un humble bousier, juché sur un rocher, s'écria :

— Tout cela est fort bien…  et moi alors ?

Le tigre, l'éléphant et tous les animaux éclatèrent de rire :

— Restons sérieux ! Qui t'admirerait ? Tu passes ton temps à rouler une boule d'excréments dans la savane ! C'est donc cela… ta force ?

— Apprenez chers amis, que nous les bousiers, sommes utiles à nettoyer vos déchets, ce qui, en soi, mériterait votre reconnaissance…

Tigre et éléphant échangèrent un regard gêné, mais ne dirent mot.

— … que notre force, continua le bousier, si l'on suit les calculs de tigre est sans commune mesure avec la vôtre : en effet, tous les jours, modestement, je pousse, tire et porte plus de… mille fois mon poids.

En ce jour, les animaux, gênés, cessèrent toute controverse et partirent, chacun dans leur coin, digérer cette petite leçon d'humilité.

**En chacun de nous, une force et des ressources intérieures existent bel et bien. C'est peut-être par leur prise de conscience que débute l'estime de soi.**

# | 13 |

# | LE COMBATTANT ROMAIN |

## LA CONFIANCE EN SOI

> *« Comme s'il fallait vieillir*
> *pour apprécier le temps qui passe,*
> *s'imposer une semaine de régime*
> *pour mieux apprécier un bon repas.*
> *Se priver pour mériter le plaisir ? »*

Michel Bussi

Il y eut un jour, dans la Rome antique, un jeune gladiateur qui s'appelait Nemrod.

Les myrmidons, lutteurs et combattants perdaient toujours contre lui. Quelles que fussent leur détermination et leur agressivité (je vous prie de croire qu'ils n'étaient pas des enfants de chœur), quand venait le jour du combat, ils pénétraient tout tremblants dans l'arène, se battaient maladroitement, perdaient leurs moyens avant de mordre la poussière devant ce mystérieux combattant. Ne trouvant plus d'adversaire pour étancher sa soif de victoires et d'honneurs, le jeune Nemrod alla défier un vieux lutteur qui aiguisait son glaive au soleil, au bord de l'arène. Le vieux se fit répéter les choses, hésita, réfléchit et finalement, accepta le combat.

Il est à présent temps de vous indiquer le secret de Nemrod : il avait, en son jeune âge, adopté un petit démon, lequel, d'un coup d'aile, allait pendant la nuit susurrer à l'oreille gauche des adversaires de son maître toutes sortes de messages défaitistes. C'est ainsi qu'au matin, le moral brisé et l'envie d'en découdre évaporée, ils se faisaient tous battre. La veille de son combat, Nemrod envoya son démon décourager le vieux combattant dans son sommeil en lui chuchotant des propos négatifs dans le creux de l'oreille gauche. Vint le matin, Nemrod entra triomphant dans l'arène, mais quand il vit le vieux approcher d'un pas tranquille, il s'inquiéta. Au premier échange, il trouva un adversaire bien déterminé à gagner ! Nemrod se demanda ce qui se passait, hésita, transpira et bientôt, le vieux lui fit mordre la poussière.

Nemrod, au sol, du sang plein la bouche, demanda :

— Mais… vieil homme, comment as-tu fait pour me battre ?

— Hein ? Quoi ? dit le vieux guerrier. Parle plus fort, je suis sourd de l'oreille gauche !

**Les autres essaieront parfois de s'imposer à vous. La confiance et le calme seront vos meilleures armes.**

# | 14 |

# | CELUI QUI VOULAIT ÊTRE INSTRUCTEUR |

## SANS EFFORT, SANS ATTENTE

*« Plus on s'éloigne de l'événement,
plus il devient difficile de distinguer
une chose comme une cause possible. »*

Russell Banks

Un enseignant de méditation accompli avait beaucoup de succès. Ses cours ne désemplissaient pas et ses étudiants étaient toujours plus nombreux. Un jour, un jeune disciple, impatient et fougueux, qui étudiait la méditation depuis plusieurs années avec assiduité, demanda :

— Dites-moi, dans combien de temps deviendrai-je un instructeur accompli de méditation ? demanda-t-il plein d'enthousiasme et de fierté.

Là, l'enseignant réfléchit un bon moment, et puis lâcha froidement :

— Trente ans à mon avis.

L'élève, très gêné et déçu, lui répondit :

— Ah... Bon… Ça en fait, un bout de temps ! Et si je m'acharne, que j'y pense jour et nuit, que je m'entraîne intensément à la méditation, que je pratique sans relâche, cela me prendra combien de temps ?

Alors, l'enseignant réfléchit de nouveau, plus long-temps encore, puis lui fit cette réponse :

— Dans ce cas, je dirais, environ cinquante ans.

— Quoi ? s'exclama l'étudiant… Mais que dois-je faire ? Dites-moi… Je suis prêt à faire beaucoup d'efforts !

— Chaque effort que tu feras t'éloignera du vrai principe de la méditation.

**Méditer n'est pas une compétition dans laquelle l'acharnement et les efforts sont de mise… Il s'agit simplement d'être là. Rien de plus.**

# | 15 |

# | COULEURS DE LA VIE |

## AGIR EN CONSCIENCE

> *« Le regard est peut-être*
> *toujours sous influence,*
> *et dépend d'une capacité*
> *de comparer une chose*
> *avec une autre. »*

Vidiadhar Surajprasad Naipaul

C'est l'histoire de deux frères jumeaux. Ils sont physiquement en tout point semblables, mais leurs personnalités sont diamétralement opposées : l'un est négatif, prudent à l'extrême, se méprisant lui-même ; l'autre est d'un naturel optimiste et confiant, s'apprécie et apprécie les autres. Outre leur similarité physique, ils portent le même costume, marchent de la même façon, mais n'ont pas le même tempérament sanguin.

Tous deux, et leur étonnante relation « d'amour-haine », ont été largement étudiés par plusieurs chercheurs spécialistes de la gémellité, montrant comment des jumeaux élevés de manière quasi identique, peuvent néanmoins être si différents.

Leur vie et leur trajectoire sont presque les mêmes. Ils ont effectué les mêmes études, ont désormais le même travail. Leur situation a évolué en parallèle.

Pourtant, le premier estime sa vie décevante et déprimante. Son frère, lui, se sent bien : il vit léger et heureux.

**En fait, alors que les vies sont comparables, un facteur en change considérablement la saveur : les pensées intérieures.**

**Si vous colorez vos jours de gris, votre vie le sera également ; si vous les colorez de couleurs chatoyantes, votre vie aussi sera plus lumineuse.**

# | PATIENCE ET ACCEPTATION |

## ACCEPTER

> *« Ton ami est la réponse à tes besoins.*
> *Il est le champ que tu sèmes d'amour*
> *et récoltes en rendant grâces.*
> *Il est ta table chargée de mets et ton âtre.*
> *Car tu viens à lui affamé*
> *et le recherches pour la paix. »*

Khalil Gibran

C'était il y a bien longtemps. Les astrologues de deux royaumes voisins avaient été formels : les récoltes seraient mauvaises : les insectes ravageurs nombreux et la famine allaient sévir dans les années à venir. Les deux rois croyaient leurs astrologues et ces prédictions étaient particulièrement inquiétantes. Le premier roi décida de ne pas laisser faire : il fit retourner deux fois la terre au lieu d'une, fit arroser plus que d'habitude. Les paysans devaient fumer la terre, l'amender, la butter, et la travailler sans relâche. Quand vinrent les insectes, les hommes passèrent des nuits entières à les ramasser à la main et les éliminer. Malgré tous ces efforts, les récoltes furent maigres pendant des années. Les gens vécurent dans l'inquiétude, l'épuisement et la vénération d'un roi qui avait agi avec autant de vigueur, car chacun s'imagina l'horreur que c'eût été, si rien n'avait été fait. Mais dans le deuxième royaume, à côté, le roi exhorta chacun… à la patience. Il fallait économiser ses forces et ne pas abîmer la terre, disait-il.

En attendant des moments plus propices, les paysans ne retournèrent pas le sol et plantèrent parmi les herbes folles et les adventices. Ils arrosèrent peu et les plantes les plus résistantes et les moins demandeuses d'eau poussèrent. Ils ne s'occupèrent pas des insectes, et si la première année fut dure, par la suite, l'abondance de sauterelles et de pucerons attira tant de prédateurs que les paysans n'eurent plus rien à faire. D'ailleurs, les mauvaises herbes nourrirent bien des bêtes qui autrement auraient fui ou attaqué les récoltes. Le royaume traversa donc paisiblement la crise annoncée et chacun se félicita de la sagesse du roi.

**Il y a des périodes plus dures que d'autres dans la vie, des journées plus maussades. La patience est la vertu qui permet d'affirmer que cela ne durera pas : il faut laisser le temps passer et faire confiance au changement.**

# | 17 |

## | LES COMMÈRES |

### LE NON-JUGEMENT

*« Si tu t'affliges d'une cause extérieure,
ce n'est pas elle qui t'importune,
c'est le jugement que tu portes sur elle. »*

Marc Aurèle

Deux amies aimaient à se retrouver fréquemment sur les terrasses des cafés pour se livrer à leur jeu favori : le commérage.

— Regarde celle-là, comment elle est habillée !

— Mon dieu… Il faudrait lui dire. Et tu as vu celle-là, là-bas : elle est fine et a de beaux cheveux, mais alors, niveau démarche, on dirait un pingouin.

— Oh et elle, là, près du serveur. Quelle vulgarité avec son décolleté.

— Et le serveur : il a l'air vraiment bas de plafond.

— C'est pour ça qu'il est serveur ! Regarde le mec près de l'entrée…

— Il a l'air coincé de chez coincé… Et cette veste ! Mon dieu : on n'est plus dans les années 1980.

Elles riaient et passaient des heures entières à juger, se moquer, à analyser les personnes autour d'elles. Et cela, des années durant.

Un jour pourtant :

— Tu as vu celle-là comme elle se croit belle ? Tu as vu ? Elle se prend pour Miss monde.

— Quand on n'a plus 20 ans, on arrête de se prendre pour Miss univers, c'est clair. En plus, elle a un de ses gros nez !

Un homme était assis juste derrière elles. Il peinait à lire son journal tant les commérages nuisaient à sa lecture. Il finit par se lever pour partir, mais avant, il sortit de son sac un petit miroir.

Il approcha des deux amies et pointa le miroir vers chacune d'elles.

— Bonne journée, ajouta-t-il avant de s'en aller.

**Quand on juge les autres, qui nous juge ? Quand on juge les autres, se croit-on parfait et supérieur ?**

# | 18 |

# | LE MAÎTRE ET LE SAMOURAÏ |

## LES VERTUS DE LA PATIENCE

> *« Les hommes sont impossibles*
> *et pensent qu'ailleurs,*
> *leur vie est à recommencer.*
> *Ils rêvent constamment d'un paradis perdu. »*

Dominique Blondeau

Un conte zen japonais raconte l'histoire d'un samouraï qui se présenta devant le maître zen Hakuin et lui demanda :

— L'enfer et le paradis existent-ils vraiment ?

— Qui es-tu ? lui demanda le maître, tranquillement assis, entouré d'arbres bercés par le vent.

— Je suis Tomoshi, samouraï, affirma-t-il plein de morgue et de dédain pour celui qui ignorait son illustre nom.

— Toi, un guerrier ! s'exclame Hakuin. Laisse-moi rire ! Quel seigneur voudrait t'avoir à son service ? Tu es habillé comme un mendiant.

Le samouraï, saisi d'une colère noire, empoigna son sabre prêt à le tirer de son fourreau.

Hakuin poursuivit :

— Tu as tout de même un sabre ! Mais tu es sûrement trop maladroit pour me couper la tête ! Tu n'es pas digne de le porter.

Hors de lui, le samouraï leva son sabre, prêt à frapper le maître. Ce dernier annonça, très calme :

— Ici s'ouvrent les portes de l'enfer.

Surpris par l'assurance déconcertante du moine, le samouraï lâcha son sabre et s'inclina.

— Ici s'ouvrent les portes du paradis, acheva le maître.

**La sagesse commence lorsque l'on prend conscience de la toute-puissance de notre mental. La patience débute lorsque l'on reprend peu à peu le contrôle.**

# | 19 |

# | DES BRUITS |

## LES VERTUS DE LA PATIENCE

> *« De nos jours,*
> *le seul niveau qui monte*
> *est celui du bruit. »*
>
> Georges Picard

Lorsque son médecin posa un diagnostic sur son problème, le batteur d'un célèbre groupe de rock dut interrompre sa tournée. La sentence tomba comme un couperet : « acouphènes ».

Il fut remplacé. Mais le plus grave et le plus dur à vivre se situait ailleurs : il était régulièrement assailli par ces bruits parasites, inconfortables, qui le coupaient du monde extérieur et lui donnaient mal à la tête.

Ses crises le rendaient irascible. Il était devenu impatient, nerveux, toujours sur le qui-vive : dès que la crise se déclenchait, il se sentait mal. Toute sa vie se résumait à ses acouphènes ; tout tournait autour de ces moments d'angoisse, car les bruits intérieurs devenaient chaque fois plus douloureux. La vie pour notre musicien avait été transformée en angoisse, en projections sur le futur, toujours dans l'attente des crises.

La vue même d'un instrument de musique lui donnait la nausée. Il était devenu dépressif, seul et aigri.

Il découvrit par hasard un livre de sagesse. Une phrase retint son attention : « seul le présent existe : concentre-toi sur l'instant ». Il prit immédiatement conscience de ses projections dans le futur et ce fut pour lui comme une révélation : ses crises d'acouphènes étaient devenues l'unique obsession de sa vie ; elles l'empoisonnaient.

— Il est temps que ça change, se dit-il.

Il apprit alors à se concentrer sur l'instant. Oh ! Ses problèmes d'acouphènes ne s'arrêtèrent pas pour autant… Mais ils n'étaient plus qu'un problème dans sa vie et ne l'empêchèrent pas de mener d'autres projets, de vivre dans le moment présent. Il reforma même un autre groupe de musique.

**La vie se joue dans l'instant : en se tournant sur le futur de manière intempestive, on ne construit rien. On subit.**

# | L'ARTISTE ET LE MENDIANT |

## UN NOUVEL ÉTAT D'ESPRIT

*« Après tout, que pouvons-nous gagner à toujours regarder en arrière, et à nous blâmer nous-mêmes parce que notre vie n'a pas pris exactement la tournure que nous aurions souhaitée ? »*

Kazuo Ishiguro

Ce grand acteur avait connu un succès éclatant. Soir après soir, il s'était grisé de salles combles et d'applaudissements. Il avait été loué, fêté, admiré. Sa voix avait déclamé tous les beaux textes écrits par d'autres. Il avait été le porte-voix de Shakespeare, Musset, Racine… Et tout ça l'avait rendu orgueilleux. Mais comme il savait que c'était haïssable, il jouait aussi le « modeste » dans la vie. Un jour, il croisa un mendiant qui demandait la charité. Il lui tendit, d'un air condescendant, un billet de dix euros, lui conseillant de travailler.

— Et où donc voulez-vous que je travaille, Monsieur ?

— Je ne sais pas… partout ?

— Croyez-vous que, dans ma situation, la vie soit si simple ?

— Je connais un peu ta vie : j'ai déjà joué des rôles de mendiants, lui dit l'acteur.

— Était-ce une pièce sur moi ? dit le mendiant en feignant la surprise.

— Heu non… mais c'était un mendiant, donc…

— …Tous les gens qui font la charité sont-ils donc les mêmes ?

— Heu… je n'ai pas dit ça… Mais il y a des choses communes.

— Parlons franchement : je suis à la rue parce que je l'ai mérité ou par malchance ?

— Un peu des deux.

— Donc, j'ai un peu mérité mon sort ?

— Sans doute que vous y avez contribué, dit l'artiste, de plus en plus embarrassé.

— N'êtes-vous pas gêné d'affirmer de telles choses sur moi en ne sachant absolument rien ? L'artiste tourna les talons et s'éloigna, heureux qu'il n'y ait pas eu de public pour l'entendre. Et il pensa à ses *a priori*.

**Il n'est jamais pertinent de blâmer quelqu'un dans la détresse. Rester humble lorsque le vent souffle dans le bon sens est l'une des plus importantes règles de vie.**

# | 21 |

# | LES GRAINES |

## LA CONFIANCE EN SOI

*« Rester humble devant les faits,
garder sa fierté devant les croyances. »*

Hugh Laurie

Un vieux fermier, tout chargé du poids des ans, allait mourir. Cet homme avait été toute sa vie un homme juste, bon et travailleur. Il avait quatre fils et ne savait pas comment choisir celui à qui il laisserait sa modeste ferme. Il décida de récompenser le plus honnête.

Il fit venir ses fils dans sa chambre et leur dit :

— Mes enfants, les forces me quittent et bientôt je ne serai plus parmi vous. Je dois choisir celui qui cultivera mes champs et gardera ma ferme belle et prospère. C'est pourquoi j'ai décidé de vous donner à chacun une graine. Celui qui, dans quatre semaines, se sera le mieux occupé de cette graine, m'aura prouvé qu'il mérite la ferme.

Les quatre garçons partirent et allèrent planter leur précieuse graine, qui dans un pot, qui dans du terreau, qui dans de la bonne terre, de la terre de Bruyère… Le cadet s'appelait Basile, et il eut beau faire, arroser, réchauffer, mettre au soleil… rien ne vint dans son pot. Il refusa de tricher parce qu'il trouva cela indigne de lui et continua, bravement, sans se laisser gagner par le désespoir, à s'occuper de sa graine qui ne germait pas ! Deux semaines plus tard, le père appela ses enfants, qui revinrent chacun avec leur pot. Trois des garçons portaient fièrement une plante de belle taille. Basile, en revanche, n'avait qu'un pot vide et les yeux pleins de larmes… Il dut reconnaître que ses frères semblaient meilleurs que lui. Le père lui parla :

— Eh bien, c'est à toi, mon fils, que reviendra la ferme.

Les trois autres protestèrent en soulignant que rien n'avait poussé dans le pot du cadet.

— C'est normal, dit le père, ces vieilles graines n'étaient plus bonnes à rien, elles ont pris l'eau l'an passé… Si les vôtres poussent, c'est que vous avez jeté ma graine et que vous en avez pris une autre ! Donc, à n'en point douter, celui qui s'est le mieux occupé de la graine que j'avais donnée, c'est Basile et non vous !

Basile se félicita d'être resté lui-même.

**Rester honnête et cohérent avec soi-même est le moyen le plus sûr pour construire sa vie et développer une stabilité intérieure.**

# | 22 |

# | ÊTRE CONSCIENT |

## SANS EFFORT, SANS ATTENTE

*« Il est bon de faire confiance au temps qui passe :
l'avenir nous révèle toujours ses secrets. »*

Eve Belisle

Un immeuble d'une grande multinationale. Trois hommes en costume impeccable patientent devant le bureau du directeur des ressources humaines. Ils sont là pour un entretien d'embauche. Un prestigieux poste de cadre est à la clef.

Deux d'entre eux sont nerveux : ils s'agitent, trépignent. Le troisième, lui, est plutôt serein.

— Comment faites-vous pour rester zen comme cela ? s'enquiert l'un des deux stressés.

— Je suis admiratif, dit l'autre. Moi, je suis vraiment paniqué.

— Vous aussi ? reprend le premier. Je suis rassuré alors… J'ai toujours peur de faire une bourde.

— Et moi, de ne pas être à la hauteur, confirme le deuxième. Et vous, vous avez l'air si détendu qu'on dirait que vous patientez dans la salle d'attente d'un médecin…

— Eh bien… Je ne sais pas exactement. Disons que je n'ai pas spécialement plus de qualités ou de compétences que vous. Mais, celles que j'ai, j'en ai conscience.

À ce moment-là, la porte s'ouvrit et le directeur invita notre homme à venir. Il se leva avec confiance.

Les deux autres se regardèrent avec étonnement, songeant même à partir avant même leur entretien tellement leur concurrent leur avait fait forte impression.

**Être conscient de soi est un levier essentiel de la confiance et de l'estime personnelle. Rappelons-nous la célèbre maxime grecque : « connais-toi toi-même ».**

# | 23 |

# | COMPARAISON N'EST PAS RAISON |

## AGIR EN CONSCIENCE

> *« Ce n'est que par*
> *une longue comparaison des faits*
> *que l'homme le plus sage*
> *peut apprécier ce qui les distingue. »*

Mary Ann Evans

Dans un sous-bois, une plante était préoccupée :

— Voyez comme je suis différente de vous, mes amies, dit-elle aux ronces à ses côtés. Je n'ai point d'épine comme vous pour me défendre. Je n'ai pas votre taille non plus. Je ne ressemble à rien. Je suis laide.

Le lendemain, elle s'adressa aux arbustes :

— Voyez comme je suis différente de vous, mes amis. Je n'ai pas votre majestuosité, ni vos belles branches. Je suis toute petite, ratatinée, comparée à vous. Vous, vous êtes grands et impressionnants.

Décidément, cette plante, la seule de son espèce dans les environs, ne se sentait pas bien.

Elle interpella alors à un écureuil qui passait tous les jours devant elle :

— Tu as de la chance, toi, d'avoir cette si belle fourrure et de pouvoir te déplacer. Moi, je n'ai pas tout ça.

Mais alors que des rayons de soleil perçaient, l'écureuil ne put s'empêcher de lui faire remarquer.

— De toutes les espèces animales et végétales, tu es la plus belle. À force de te comparer aux autres, n'as-tu pas remarqué tes pétales colorés qui illuminent le sous-bois ? N'as-tu pas conscience de ton parfum délicieux ?

La plante s'était en effet mue en une fleur sauvage magnifique, au parfum délicat, que tout le monde admirait.

**Comparaison n'est pas raison : notre petite voix intérieure est toujours plus prompte à nous faire voir ce que l'on n'a pas au lieu de nous valoriser.**

# | 24 |

# | ACCEPTATION N'EST PAS SOUMISSION |

## ACCEPTER

> *« Dans la culture occidentale,*
> *vous parlez tout le temps de liberté.*
> *Seulement, pour beaucoup d'entre vous,*
> *cette liberté n'est pas la liberté de choisir*
> *parmi les multiples possibilités qu'offre l'existence,*
> *mais la simple soumission*
> *à des passions et des pulsions. »*

Bernard Minier

Un jour, un mercenaire surpris par la neige, trouva refuge dans une grotte. L'ambiance y était douce et tiède et un parfum d'encens flottait dans l'air : la grotte était habitée depuis de nombreuses années par un ermite que l'on disait fort sage.

Le guerrier vint à sa rencontre et exigea un repas. L'ermite partagea de bonne grâce son gruau.

— Comment ? Tu ne manges que cette bouillie pour les porcs ? Je mange les mets les plus délicieux, offerts par mes commanditaires !

— Personnellement, je prends ce qui vient, et le plus souvent, je trouve cela délicieux. J'accepte et je reçois les choses : le vent, la pluie, le froid, comme les fruits ou les visites…

— Pouah ! Je ne comprends pas comment tu fais pour ne pas bouger, ne pas vivre, et attendre bêtement plutôt que de…

— Oui ? plutôt que de quoi ?

— De prendre ta vie en main ! D'être l'acteur de ta vie ! rugit le mercenaire.

— Je suis l'acteur de ma vie ! Je décide d'être là, ici, maintenant. Je médite tous les jours et alors je profite de chaque seconde en pleine conscience. Et je mène ma vie comme je l'entends !

— Tu acceptes tout ce qui vient, hein ? T'es vraiment qu'une chiffe !

Le sage asséna alors une terrible gifle au guerrier… qui après un instant de stupéfaction, sortit son épée et hurla :

— Je vais te tuer !

— Peut-être… Mais tu vois donc que je mène ma vie comme je le veux, que je suis aussi libre que toi, que je n'ai pas peur de la mort et que je n'aime pas que celui à qui j'offre le gîte et le couvert, m'insulte… Pour le reste, arrivera ce qui doit arriver…

Et sans faire plus attention à la menace de la lame tendue vers lui, le sage se resservit et adressa un grand sourire au combattant.

Reconnaissant la puissance de caractère de son hôte, le mercenaire s'assit et essaya de méditer.

**Accepter ne signifie pas être soumis et faible : c'est au contraire être debout dans la vie et assumer ses propres choix.**

# | 25 |

# | UNE HISTOIRE DE FAMILLE |

## LE NON-JUGEMENT

*« Il ne faut jamais juger les gens.
Vous ne savez-pas
quel chagrin les déchire
au fonds d'eux-mêmes. »*

Mary Higgins Clark

Un villageois refusait d'emprunter la route principale qui menait à la ville. Il devait faire un long détour et perdre une heure de temps. Pourquoi ? Eh bien, il devait traverser un autre village dans lequel vivait une famille avec qui la sienne s'était fâchée, il y a de cela des générations. Son arrière-grand-père, son grand-père, et son père lui avaient toujours interdit d'entrer dans ce « village maudit », dont la première ferme était celle de la famille rivale. Depuis sa plus tendre enfance, il regardait au loin cette maison avec dédain à chaque fois qu'il se déplaçait vers la ville. Mais ce jour-là, il tomba en panne.

C'était un soir de tempête ; la nuit commençait à tomber dans la lande et la pluie était si forte qu'il peinait même à respirer. Il dut marcher. Une fois devant la patte d'oie, au croisement des deux chemins, il hésita. Soit il prenait celui qui contournait le maudit village (cela impliquait de marcher deux bonnes heures en plus), soit il s'y rendait pour demander de l'aide.

— Je ne vais quand même pas m'abaisser à leur demander de m'aider. Ils sont mauvais, pleins de haine et mes aïeux m'ont toujours dit qu'ils cherchaient la ruine des nôtres...

Une bourrasque le bouscula. Il faillit tomber. Il n'avait pas le choix. Il se rendit dans le village et sonna pour demander de l'aide à ladite famille. Il s'attendait à ce qu'on lui lâche les chiens ou qu'on l'insulte, voire qu'on se gausse de lui.

Quelle ne fut pas sa surprise de constater qu'il fut chaleureusement accueilli. On lui offrit à manger, de quoi se sécher. On l'hébergea aussi le temps que la tempête s'apaise. En les quittant le lendemain, notre homme se sentit gêné...

— Moi qui croyais qu'on se haïssait... Ils n'avaient même jamais entendu parler de nos querelles d'antan. Ils ont été si gentils.

**On est souvent prisonnier de nos préjugés et de nos histoires du passé.**

**Ne sont-ils pas des blocages dans notre vie ?**

# | PATIENT COMME UN GÉNÉRAL |

## LES VERTUS DE LA PATIENCE

*« J'ai toujours préféré les regards des perdants,*
*il se passe tellement plus de choses dans leurs yeux,*
*des béances, du doute, le silence.*
*La victoire rend con.*
*La défaite ouvre des brèches fascinantes. »*

Nicolas Delesalle

Un stratège de l'armée athénienne est en réflexion sur la bonne stratégie à appliquer pour vaincre l'ennemi spartiate. Il décide d'aller consulter l'oracle de la pythie. Dans le temple de Delphes, plongée dans la pénombre, celle-ci lui annonce : « La victoire sera tienne lorsque le sol à tes pieds sera mouillé ».

« Quelle étrange prophétie », se dit-il.

Une semaine plus tard, l'armée spartiate approche dangereusement. Ses généraux le pressent d'aller à sa rencontre, conformément au conseil de la pythie. Soudain, la pluie se met à tomber : « Le voilà ton sol mouillé ! Le voilà ton signe divin ! » affirme son second.

Mais pour notre stratège, ce n'est pas encore le bon moment. Personne autour de lui ne le comprend. Certains de ses commandants le prennent pour fou, sa passivité les sidère. Ils lancent alors l'assaut contre les ennemis, sans l'accord de leur chef.

Mais voilà qu'ils reviennent contrits le lendemain. L'assaut a échoué. Pire, on annonce au stratège la mort de son fils qui faisait partie des soldats engagés.

Celui-ci ne peut retenir ses larmes. Les genoux au sol, il pleure. Il pleure tellement qu'il réalise alors que le sol autour de lui est mouillé par ses larmes.

Il se relève.

— La victoire est à nous. Allons !

Les Athéniens repoussent définitivement les Spartiates. Le stratège est loué pour sa sagesse au combat et sa patience.

**Comme pour ce général, la patience paie toujours lorsque le bon moment est attendu.**

# | 27 |

# | ENFERMÉ CHEZ SOI |

## LES VERTUS DE LA PATIENCE

*« Pour voir les étoiles, il faut attendre la nuit, et bizarrement, dans toutes les grandes enquêtes, les policiers doivent attendre que les ténèbres s'installent pour commencer à voir la lumière. »*

Arthur Upfield

Le printemps s'éveille. Deux marmottes également. Dans le terrier qu'elles ont partagé, les voilà qui s'animent en s'étirant.

— J'ai une de ces faims !

— Moi aussi. Après ces mois d'hiver, il faut aller trouver à manger.

En disant cela, cette dernière sort son museau du terrier. Elle respire l'air pur de la montagne.

Soudain elle aperçoit un renard affamé au loin, en quête d'une proie. Elle se réfugie dans son terrier.

— Que t'arrive-t-il ? lui demande son amie.

— Il va falloir attendre un peu pour manger : un renard rôde.

— Pas question, j'ai trop faim. Je ne peux pas rester une minute de plus ici.

— Tu es folle. Patiente encore un peu, le temps qu'il s'en aille.

— Non. Pas question. Des renards, j'en ai déjà semés dans ma vie ; ce n'est pas celui-ci qui va m'attraper.

Elle sort prudemment et broute quelques herbes. Au bout d'une dizaine de minutes :

— Viens ! Tu t'es inquiétée pour rien. Il n'y a rien à craindre.

Mais le renard s'est approché par derrière et fond sur la marmotte pour la saisir dans sa mâchoire déterminée.

**Savoir attendre**

**et maîtriser les pulsions**

**du corps et du mental**

**est un gage de sagesse.**

# | 28 |

## | LES PAYSANS |
### UN NOUVEL ÉTAT D'ESPRIT

> *« La vie est un grand jeu,*
> *on y pioche quelques cartes,*
> *on choisit les meilleures,*
> *on garde les atouts. »*

Agnès Ledig

C'était il y a fort longtemps. Deux paysans, un jeune, un vieux, peinaient à semer de grands champs. Le soleil haut dans un ciel radieux annonçait une chaude journée.

Le jeune se plaignait, le vieux endurait. À grandes brassées, ils jetaient des volées de blé dans la terre fraîchement labourée.

— Ça fait combien de temps que tu fais ça, l'ancien ?

— Un peu plus de trente ans.

— Quel ennui, ces champs ont l'air interminables, tu ne trouves pas ?

Le vieux sourit. Puis il dit :

— C'est parce que ton bras manque de vigueur et de précision. Regarde mon geste.

Et il jeta sa poignée de blé au loin dans un geste sûr et ample. Le jeune, piqué au vif, répondit :

— Eh bien quoi ? Regarde mon geste aussi.

Et il jeta sa poignée.

— Pas mal, dit le vieux, mais sur un champ, je te parie que je fais mieux que toi.

— Pari tenu ! s'enflamma le jeune.

Et voilà nos deux semeurs semant un autre champ avec vitesse et concentration.

— Je te bats ! dit le vieux.

— Tu ne me prends pas un centimètre ! répond le jeune.

Le champ terminé, le vieux s'approche :

— Alors, ce champ était-il moins ennuyeux que les autres ?

— Bien sûr ! Il y avait un enjeu.

— Aucun enjeu, nous n'avions rien parié… répondit le vieux. Juste un jeu. Rappelle-toi que l'on peut être sérieux, travailler dur et garder son âme d'enfant : c'est-à-dire prendre du plaisir à faire les choses, et les redécouvrir comme un jeu.

**La vie est un jeu :**

**lorsque l'on prend les choses ainsi,**

**tout nous semble plus léger.**

# | MODE AUTOMATIQUE |

## LA CONFIANCE EN SOI

> *« Pour faire de grandes choses,*
> *il faut une certaine insensibilité*
> *qui permette de se détacher des petites,*
> *de celles qui vous accrochent à chaque pas.*
> *À moins d'en rencontrer une petite*
> *qui prenne de la grandeur. »*

Charles Messager

Il était une fois dans une montagne, un étrange pont : c'était une grande corde qui permettait, pour peu qu'on ait ce courage fou, de passer d'un côté à l'autre d'une immense crevasse. Devant la corde, un panneau disait : « Sois léger sans être fou ».

Trois hommes arrivèrent en soufflant. C'étaient les messagers du roi et ils avaient une missive urgente à porter. Ils avaient choisi ce raccourci pour gagner du temps.

Voyant le pont et le vide au-dessous, ils hésitèrent.

Le premier y alla en tremblant. Pendant la traversée, il pensa : « je vais tomber, je vais tomber… c'est sûr, je vais tomber… » et au milieu du pont, il tomba.

Le deuxième y alla aussi en tremblant, rouge de peur. Pendant la traversée, il pensa : « c'est si simple ! C'est tellement sans danger ! Je n'ai aucune inquiétude… » et au milieu du pont, il tomba.

Le troisième y alla en tremblant encore plus que les autres. Il avait vu ses amis s'abîmer au fond de la crevasse et son cœur dans la poitrine battait la chamade.

Alors il se dit : « ô mon cœur, calme-toi, c'est une épreuve, nous allons la passer ensemble. Ô mon corps, calme-toi, c'est une épreuve, nous allons la passer ensemble. Ô mental, sois ferme, c'est une épreuve, nous allons la passer ensemble » ; et se parlant ainsi, il arriva de l'autre côté, à peu près maître de lui, et repartit au pas de course.

**Chaque pas vers son but**

**est déjà une victoire.**

# | 30 |

# | LES ATTENTES (DU MENTAL) |

## SANS EFFORT, SANS ATTENTE

> *« La victoire d'une grande cause*
> *ne se mesure pas seulement*
> *en atteignant le but final.*
> *C'est déjà un triomphe de se montrer*
> *à la hauteur de ses attentes au cours de sa vie. »*

Nelson Mandela

Un jour, un fermier reçut, comme cadeau pour son fils, un beau cheval blanc. C'était un animal magnifique qui suscita l'admiration du village.

Le lendemain, un voisin vint admirer la bête et félicita le fermier :

— Vous avez beaucoup de chance. Ce n'est pas à moi qu'on offrirait un si beau cheval blanc !

Le fermier répondit :

— Je ne sais pas si c'est une bonne ou une mauvaise chose.

Quelques semaines plus tard, le fils du fermier monta le cheval qui se montra rétif ; il l'envoya dans les airs. Le jeune homme eut la jambe brisée et fut indisponible pour aider ses parents dans les champs pendant un long, très long moment.

— Oh, quel malheur ! dit le voisin. Vous aviez raison de dire que cela pouvait être une mauvaise chose. Votre fils est estropié maintenant. Comment allez-vous faire pour assurer la récolte à venir sans ses bras ?

Le fermier répondit :

— Je ne sais pas si c'est une bonne ou une mauvaise chose.

Quelques semaines s'écoulèrent après l'accident. La guerre venait d'être déclarée : tous les jeunes hommes du village étaient réquisitionnés. Le fils du fermier, avec sa jambe brisée, ne fut donc pas mobilisé.

Le voisin revint alors et dit :

— De tous les jeunes hommes du village, votre fils est le seul à ne pas partir à la guerre ; assurément, il a beaucoup de chance !

Et le fermier de répéter :

— Je ne sais pas si c'est une bonne ou une mauvaise chose.

**La vie se déroule quoiqu'il arrive. Lorsque l'esprit y appose des attentes, il y a toujours le risque de la déception et du malheur.**

# | TRANSFORMATION |

## AGIR EN CONSCIENCE

*« ... la principale caractéristique de la gentillesse désintéressée est d'être méconnaissable, inconnaissable, invisible, insoupçonnable - car un bienfait qui dit son nom n'est jamais désintéressé. »*

Amélie Nothomb

Il était une fois un homme perdu. Il avait vécu de vols et de mensonges. C'était un homme manipulateur, cruel et plein de rage. Plus rien ne le raccrochait en cette vie.

Il errait sans but, lorsqu'un jour, il tomba nez à nez avec un ermite. Impressionné par le calme qui se dégageait du sage, sans trop savoir pourquoi, il se mit à terre et l'implora, lui demandant de l'éclairer et de trouver le pardon pour sa vie mauvaise.

Le vieil homme lui sourit et lui montra un vieil arbre calciné par la foudre :

— Tu vois, là, ce vieil arbre mort ? Eh bien, tu seras pardonné quand il refleurira !

L'homme fut déçu et sa rage repartit de plus belle :

— Autant dire jamais, rétorqua l'homme. Autant ne rien changer à mes habitudes dans ce cas.

L'homme repartit par les chemins, semant le malheur auprès de ceux qu'il croisait.

Un soir, il approcha d'une vieille ferme. Espionnant par la fenêtre, il vit une femme avec ses enfants affamés, réunis autour d'un chaudron. Elle chantait une berceuse : « Dormez mes petits. Maman prépare la soupe. Dormez, dormez jusqu'à demain. »

Intrigué, il attendit que la femme s'éloigne et, après s'être faufilé à l'intérieur, ouvrit le couvercle du chaudron : il était plein de pierres. L'homme haussa les épaules, renversa les pierres et y jeta, après l'avoir coupée en morceaux, la viande de mouton qu'il venait de voler. Il prit soin de raviver le feu sous le chaudron avant de s'éloigner, touché par autant de misère et par le sort de cette triste famille.

Ce jour-là, le vieil arbre refleurit.

**C'est par un acte désintéressé que notre homme a changé : il a gagné le pardon en ouvrant son cœur.**

# | 32 |

# | LES PRISONNIERS |

## ACCEPTER



Il y a fort longtemps, deux hommes avaient été accusés à tort et faits prisonniers. On les avait ligotés avec d'épaisses cordes et laissés dans une cour avant leur mise à mort.

Si un philosophe avait vu la scène, il aurait observé que ces cordes pouvaient symboliser les pensées des hommes, pris malgré eux dans l'écheveau de leur esprit. Et même quand on ne veut plus penser, le lien est là qui nous enserre encore.

Le premier homme était sanguin. Il avait l'habitude de commander, diriger, et se flattait de mener sa vie comme un capitaine de navire. Qu'on l'eût accusé à tort le rendait furieux, il tirait sur les cordes, luttait, se débattait de toutes ses forces.

Le deuxième homme était plus modeste, il connaissait la vie, les coups du sort et la fragilité de nos acquis. Il savait que l'injustice était possible et il l'acceptait, ne pouvant faire autrement, au lieu de se tendre et de se contracter.

Le premier homme lui criait : « Espèce de lâche ! Mais remue-toi donc ! Fais quelque chose !  Tu ne vas pas subir sans rien faire, lavette ! ».

L'autre, au contraire, se laissa aller, respira paisiblement et tout son corps se détendit. Bientôt, il fut si souple et ondulant tel un serpent qu'il se libéra sans difficulté des nœuds et des cordes qui le tenaient. Il délivra son ami et ils s'évadèrent sans peine.

**Ne nous raidissons pas contre la vie, c'est inutile. Acceptons les choses, car, comme dans ce conte, ce n'est pas une question de ne rien faire, ni de se laisser faire.**

# | 33 |

# | S'AIMER SOI-MÊME |

## LE NON-JUGEMENT

> *« La plupart des hommes*
> *désirent plus d'être admirés que d'être aimés.*
> *L'admiration satisfait l'amour-propre,*
> *et tous les hommes en ont.*
> *L'amitié est une affaire de sentiment,*
> *et il y a bien des gens qui n'en ont point . »*

Marie-Geneviève-Charlotte Darlus, (1760)

Un conférencier achève son discours. C'est une personnalité reconnue, riche, appréciée et… handicapée… Depuis la naissance, il vit sur son fauteuil roulant, le corps déformé par un accouchement difficile.

Pourtant, il est radieux et suscite l'admiration. Une main se lève alors dans l'auditoire. Une main timide et fluette. C'est une frêle jeune femme qui prend la parole ; elle aussi est en fauteuil et connaît les affres du handicap :

— Comment fait-on pour réussir à construire sa vie alors que l'on ne part pas avec les mêmes chances que les autres ? Vous, comme moi, n'avons pas les mêmes atouts que les autres à la naissance… Vous avez réussi. Pourtant, moi, il me semble que je n'arrive à rien… Quel a été votre secret ?

Le conférencier sourit et se contente de cette réponse :

— Je me suis aimé. Si tu t'aimes, si tu aimes ton corps avec ses limites et ses ressources, ton esprit ne sera plus focalisé sur les contraintes. Tu ne penseras plus à ce que tu ne peux pas faire, mais à tout ce que tu peux faire.

**Nous sommes prompts à nous dévaloriser, à nous comparer. Ce faisant, nous limitons nous-mêmes les opportunités que la vie nous offre.**

# | L'ARBUSTE QUI SE RÊVAIT GRAND CHÊNE |

## LES VERTUS DE LA PATIENCE

> *« Le bonheur est cet état d'esprit*
> *où on peut aimer le présent. »*

Patrick Bauwen

Dans une clairière, deux arbustes échangent :

— Moi, dit le premier, je serai un grand chêne. Je serai le plus grand des chênes. Oh, ça oui ! affirme-t-il avec conviction.

L'autre se contente de l'écouter, avec bienveillance.

Des années et des années durant, c'est la même rengaine :

— Tu verras. Je couvrirai d'ombre toute cette portion de territoire. Tu verras ! Vous verrez, ajoute-t-il, s'adressant aux éléments de la flore alentour. Je serai si grand que je vous protégerai tous.

Les animaux sourient.

Les années passent. L'arbuste qui se rêvait d'être un grand chêne parlait tellement, se projetait tellement dans le futur qu'il en oublia de sécréter suffisamment de sève. L'autre, toujours à l'écouter gentiment, avait fait ce qu'il fallait pour grandir et devenir un arbre majestueux, aux belles feuilles, recouvrant son ami qui, encore frêle et fragile, n'avait même pas remarqué qu'il était resté ridiculement petit. On l'aimait bien ce petit arbre plein de bonne volonté ; il était sympathique.

Mais il n'était pas devenu le grand chêne qu'il ambitionnait d'être, loin s'en faut.

**La force du présent est de pouvoir mobiliser toutes ses compétences à chaque instant, au service du futur, et non l'inverse.**

# | UNE POIGNÉE DE JOURS |

## LES VERTUS DE LA PATIENCE

> *« J'avais appris que la patience*
> *était une vertu suprême,*
> *la plus élégante et la plus oubliée.*
> *Elle aidait à aimer le monde*
> *avant de prétendre le transformer. »*

Sylvain Tesson

C'est le grand jour pour ce disciple du karaté. Il a été un élève assidu et a pratiqué intensément sous l'œil de son maître. Aujourd'hui, il reçoit le titre d'instructeur et va pouvoir réaliser son rêve : fonder sa propre école et enseigner ce qu'il a lui-même appris. Il est impatient car il y songe depuis longtemps. Il a tout prévu : l'aménagement de la salle, le prix des cotisations, le lieu, les exercices… tout.

Mais, pas de chance : une tempête s'est levée. Il pleut intensément depuis des jours. Le nouvel instructeur tourne en rond et chaque matin, il maudit le ciel en voyant que la tempête n'a toujours pas cessé.

Il commence à se faire du souci et à ruminer ; il en fait part à son maître :

— Maître, je suis très contrarié en ce moment : j'ai travaillé dur pour devenir instructeur et voilà qu'une tempête m'empêche de me mettre en route pour réaliser mon rêve.

Le maître demeure silencieux.

— Maître, que puis-je faire ?

— Il n'y a rien à faire, cher ami. Vous avez enduré un entraînement pendant de si longues années ; vous avez patienté jusque-là. Ne pouvez-vous pas attendre quelques jours de plus ? Après la pluie, le soleil. Ne vous ai-je pas appris la patience ?

**Le disciple s'inclina, comprenant que le plus grand trésor de son entraînement n'était pas tant les compétences physiques que la patience de son engagement.**

# | 36 |

# | UNE ÂME D'ENFANT |
## UN NOUVEL ÉTAT D'ESPRIT

*« Les enfants jouent à la course au trésor,*
*les adultes à la course aux honneurs*
*et ça n'aura jamais de cesse. »*

Denis Tillinac

Monsieur avait épuisé plusieurs passeports tant il avait voyagé. Il avait vu tant de choses que plus rien ne l'émerveillait. Les palaces avaient quelque chose d'ennuyeux, de feutré, de gourmé, qui le rendaient indifférent. Les hasards du confinement l'avaient bloqué en France, et il s'était résigné à rendre visite à sa fille et à son petit-fils. Monsieur n'aimait pas trop la famille. Son petit-fils, un garçon âgé de huit ans, se fichait bien de la montre hors de prix que Monsieur lui avait offerte. Ce qu'il voulait : c'était dormir avec lui dans la cabane qu'il avait construite dans le jardin.

— Papy fera bien ça avec toi, dit sa mère. C'est un aventurier.

— Bien sûr, dit le grand-père, piqué au vif. J'ai fait des safaris en Afrique il y a encore quelques années.

L'enfant explosa de joie, il alla chercher des sacs de couchage, deux lampes torches et installa les lits. Au moment du coucher, Papy n'était plus si ravi que ça de dormir dans le jardin, presque à la belle étoile.

— Tu vas voir, ça va être une super aventure, dit son petit-fils.

— Tu crois ?

— Bien sûr ! Tu as déjà fait ça ?

— Heu… Non…

— Donc, c'est une aventure.

Alors le vieil homme se coucha près de son petit-fils en s'amusant de sa naïveté, de son étonnement, de son plaisir de manipuler sa petite lampe à dynamo. Insensiblement, il se remémora ses souvenirs d'enfant. Quand il était petit, tout lui semblait incroyable, le pain avait si bon goût… Le jardin de sa Mémé semblait immense… Et posséder une bicyclette avec des chromes était un rêve prodigieux. Soudain, Monsieur, ou plutôt Papy redevenu enfant, goûta l'odeur de l'herbe, la fraîcheur du soir, le bruit des grillons. Il écouta avec délectation la respiration paisible de son petit-fils qui dormait. Et alors, il se sentit humain, vivant et incroyablement ému.

**Retrouver son âme d'enfant, c'est se connecter à l'instant présent et le goûter.**

# | 37 |

## | L'OISILLON |

### LA CONFIANCE EN SOI

> « *Mes capacités ont été façonnées*
> *par mes échecs successifs ;*
> *ma présence, par mes conquêtes.*
> *Tout un art.* »

Vincent Cespedes

Un œuf d'aigle avait été découvert par un paysan. Persuadé qu'il avait affaire à un œuf de poule, l'homme le plaça dans sa basse-cour.

L'oisillon vint au monde entouré de poules. Il se mit à marcher comme une poule, caqueter comme une poule, picorer comme une poule.

Alors qu'il picorait, son attention fut attirée par une ombre qui traversa le ciel : il observa alors un immense oiseau planant dans le ciel avec majesté.

— Qu'est-ce que cet oiseau ? demanda le petit aigle élevé parmi les poules de prairie.

— C'est un aigle. Le plus grand et le plus agile de tous les oiseaux ! lui répondit-on.

Le petit aigle songea à la sensation magique que cela devait être de voler ainsi dans le ciel. Mais comme il savait qu'il ne pourrait jamais être un aigle, le jeune oiseau oublia rapidement son rêve et retourna picorer ses graines.

Il vécut toute sa vie, comme une poule de prairie, ignorant qu'il avait la capacité de voler dans le ciel comme cet aigle qu'il avait tant admiré.

**Nos ressources intérieures**

**sont immenses,**

**mais nous préférons le plus souvent**

**donner crédit aux pensées limitantes.**

# | 38 |

# | UNE HERBE SI VERTE |

## SANS EFFORT, SANS ATTENTE

*« Les choses finissent par défaut d'équilibre. »*

Pete Dexter

Dans le fond de la vallée, deux bouquetins se croisent. Le premier, plein de morgue, marchant fier comme Artaban devant les femelles, lance à l'autre animal :

— Tu ne m'arrives pas à la hauteur.

— Ah…, répond l'autre bouquetin sur un ton morne.

— Je suis le plus rapide et le plus endurant des bouquetins de la région. Pour te le prouver, je te lance un défi : il faudra atteindre l'alpage tout là-haut. l'herbe y est grasse et délicieuse. Celui qui arrivera le premier pourra en profiter.

— D'accord.

Aussitôt dit, le premier bouquetin s'élance. Il fonce à toute vitesse et s'empresse de terminer le premier pour asseoir son statut auprès des autres bouquetins.

Son rival démarre aussi, mais plus tranquillement. Il trotte simplement, talonnant le premier qui est toujours en point de mire.

Après un jour de course folle, le bouquetin orgueilleux arrive sur le terrain de l'alpage : il est complètement épuisé du fait de l'énergie dépensée en galopant à toute vitesse. Arrivé, il tombe à terre, épuisé. Une heure plus tard, le deuxième arrive d'un pas vif et mesuré à la fois. Il est encore suffisamment vaillant pour lui dire :

— Je n'avais pas compris que le but du jeu était d'arriver le premier. Regarde-toi : tu es arrivé certes avant moi, mais tu n'es même plus capable de tenir sur tes pattes ni même de brouter l'herbe. Quant à moi, je vais la savourer.

**Dans la vie, celui qui mesure ses efforts profite des fruits de son action davantage que celui qui fonce jusqu'à l'épuisement.**

# | UNE VIE SAUVÉE |

## AGIR EN CONSCIENCE

« L'altruisme ne consiste pas
à accomplir quelques bonnes actions de temps à
autre, mais à être constamment préoccupé,
concerné par le bien-être d'autrui. »

Jean-François Ricard

Un homme se promenait un jour sur un chemin. Mais le ciel se couvrit de nuages qui voilèrent le soleil. La pluie se mit à tomber. Une pluie battante. De nombreux escargots sortirent par ce temps humide, une aubaine pour eux. Bientôt, de multiples coquilles couvrirent la route.

L'homme poursuivait sa balade malgré la pluie, lorsqu'il aperçut un enfant au bord du chemin : il ramassait les escargots sur le sentier et les déposait sur les côtés avec beaucoup d'attention. Il s'activait avec enthousiasme.

— Que fais-tu là, bonhomme ? demanda le promeneur, surpris par l'agitation de l'enfant qui allait en tous sens.

— Je sauve les escargots, pour ne pas qu'ils se fassent écraser.

— C'est ridicule : regarde, il y en a partout. Tu ne pourras jamais les sauver tous. Et les passants ne regardent pas où ils marchent, tu sais… Ça ne change rien…

L'enfant poursuivit malgré tout son ouvrage : il s'approcha du promeneur, saisit un escargot qui était à ses pieds, et lança :

— Pour celui-là, ça change tout !

L'homme fut interpellé par la candeur et la sagacité de l'enfant.

**Une action désintéressée**

**vaut plus que de vains discours.**

**L'altruisme est une immense qualité.**

# | 40 |

# | VOULOIR VOIR LA VIE TELLE QU'ELLE EST |

## ACCEPTER

> « *Toutes les fleurs se ruent vers nous*
> *en nous léguant de leur vivant*
> *leur couleur et leur innocence.*
> *Les contempler mène à la vie parfaite.* »

Christian Bobin

Il ne saurait y avoir de vrai pessimiste vivant. Cet homme, par exemple, était intelligent, brillant causeur, moqueur, ironique. Il fumait ses cigarettes en laissant échapper de longues volutes de fumée, silencieux, puis il vous cueillait à froid avec une horreur sur la vie. Rien n'était bon à ses yeux : les gens, stupides, les plaisirs, vains, les enfants, pénibles, l'avenir, inexistant, le destin, creux… Il niait tout ce qui pouvait être grand, simple ou beau.

Un soir qu'il se couchait en envoyant un dernier SMS désespérant à un ami (« *Arrête de me souhaiter bonne nuit. Une nuit dans un lit ne saurait être bonne, c'est là où la plupart des gens meurent* »), un fantôme opalescent apparut en flottant devant lui :

— Ha… ! Enfin me voilà ! dit le fantôme.

L'homme claqua des dents et lui demanda ce qu'il voulait…

— Je viens t'aider, dit le fantôme. Cela fait si longtemps que tu te plains de l'existence humaine, que nous avons décidé de t'accorder le néant dès ce soir.

— Quoi ? cria l'homme. Mais… pas du tout… je ne veux pas… !

— Cela fait des années que tu te montres négatif sur tout, pessimiste sur tout… La mort sera un soulagement, c'est sûr… !

L'homme, tout d'un coup, sentit avec sincérité tout ce qu'il aurait à perdre et proposa de remettre à plus tard sa mort.

**Peut-être la vie n'est-elle pas parfaite,**

**mais elle mérite d'être vue**

**et vécue telle qu'elle est.**

# | 41 |

# | CE QUI EST BIEN, CE QUI EST MAL |

## LE NON-JUGEMENT

*« Après avoir vécu tant bien que mal,*
*il n'est pas désagréable d'employer*
*quelques dix années à regarder vivre les autres,*
*en riant sous cape de leurs sottises, et en se disant :*
*« Je n'en fais plus, mais je les comprends toutes. »*

Victor Cherbuliez (1880)

Un touriste se rendit en voyage dans un pays lointain. Il y découvrit plein de pratiques étonnantes voire choquantes et s'en ouvrit à son hôte :

— Dans mon pays, se moquer de Dieu et blasphémer est très grave.

— Dans le mien, ça ne l'est pas, répondit son interlocuteur.

— Dans mon pays, il est interdit de critiquer le roi.

— Dans le mien, ça ne l'est pas.

— Dans mon pays, les femmes ont le droit de se maquiller et d'être libres.

— Dans le mien, ce n'est pas le cas.

— Dans mon pays, la propriété privée est sacrée.

— Pas dans le mien : quiconque est libre de posséder ou non, de partager ou non.

— Dans mon pays, l'éducation des enfants est une priorité : encourager l'école buissonnière, c'est mal.

— Dans le mien, les enfants sont libres de découvrir par eux-mêmes le monde et de faire leurs propres expériences. Les mettre de force dans un système qui ne leur convient pas, c'est mal.

Après quelques jours de découvertes encore, notre touriste rentra dans son pays, fort de ces différences de points de vue.

**Le bien, le mal,**

**tout est relatif**

**en fonction des lieux**

**et des époques.**

# | 42 |

# | LE DIEU QUI

# NE POUVAIT DORMIR |

## LES VERTUS DE LA PATIENCE

*« Les gens réagissent à la colère comme des miroirs. Ce sont leurs neurones miroirs qui parlent. Ces structures de la reconnaissance qui permet l'apprentissage par imitation. De la même façon qu'un enfant mime les réactions faciales de ses parents. La colère contamine la foule. »*

Patrick Bauwen

Une vieille légende raconte l'histoire d'un Dieu qui estimait ne pas être reconnu à sa juste valeur, ni être à sa juste place dans la cour du palais des Dieux.

Il fomentait jours et nuit, ruminait sans cesse, entre coups de colère et stratégies sournoises.

Il en vint à être réputé comme un Dieu peu fréquentable. Loin de se calmer, il se montrait toujours plus revendicatif, tapant du poing sur la table durant les réunions, et criant à l'injustice face à un tel manque de considération.

— Voyez comme vous me traitez, maudits ! Moi, je suis supérieur à bien d'entre vous ! Moi, je n'ai pas à me justifier devant vous !

Aveuglé par la colère, il n'en dormait plus. Toutes les nuits, sa rage le faisait se lever et faire les quatre cents pas. Seul dans son temple-maison, dans les cieux, il avait été tout simplement mis à l'écart. Il demeura ainsi, avec cette rage intérieure, pendant des siècles et des siècles. Plus personne ne vint le voir. Les Hommes oublièrent jusqu'à son nom.

Lorsqu'un jour, il prit conscience de son errance, il se dit à lui-même : « tout est perdu ; je n'ai plus à me soucier de ma place auprès des Dieux. Les Hommes eux-mêmes ne savent plus qui je suis ».

Sa rancœur lâchée, ce fut la première fois qu'il put enfin dormir. Ses nuits furent désormais si paisibles qu'il gagna le surnom de « Dieu morphée ».

**La colère illégitime n'amène jamais à la sérénité intérieure ni au développement personnel. Elle est une force destructrice pour celui qui en est l'auteur. Lâcher sa colère mène au calme intérieur.**

# | 43 |

# | LE CHEMIN |

## LES VERTUS DE LA PATIENCE

*« Les hommes ne prenaient en compte
que le point de départ et le point d'arrivée
et oubliaient le chemin
qui passe entre les deux. »*

Yann Apperry

Un guépard très sûr de son fait provoqua une gazelle :

— Je suis le plus rapide des animaux.

— Si tu le dis, répondit la gazelle.

— Je te propose un défi, si tu ne me crois pas : on va faire une course jusqu'au sommet de la montagne là-bas. Si tu perds, je te dévore.

— Je n'ai de toute façon pas d'autre choix que d'accepter.

Le guépard fonça : il allait à vive allure. La gazelle, elle, trottinait. Elle rencontra un zèbre qui s'était coincé le pied et l'aida à s'en sortir.

Sur son chemin vers la montagne, elle rencontra aussi un lion avec qui elle discuta. Puis un serpent et d'autres animaux encore. Elle aida notamment un buffle à retrouver son petit.

Évidemment, le guépard était arrivé le premier :

— Cela fait trois jours que je suis ici. Je n'ai rien mangé et comme je t'ai prouvé que j'avais été le plus rapide, je vais te manger, fit-il en dépit de son épuisement.

Mais à ce moment-là, les animaux que la gazelle avait aidés et rencontrés durant sa course apparurent derrière elle :

— Tu es peut-être le plus rapide, mais tu ne toucheras pas un seul poil de notre amie, dirent-ils en chœur.

**Précipiter n'est pas gagner. Le plus important dans la vie, c'est le chemin et les rencontres que l'on y fait, et non le fait d'aller vite et de vouloir gagner. Nous allons tous au même endroit, autant rendre le chemin plus heureux.**

# | 44 |

# | DANS UNE RIVIÈRE |

## UN NOUVEL ÉTAT D'ESPRIT

« *Lorsque l'on est déstabilisé,*
*que l'on sort de sa zone de confort,*
*de ses habitudes,*
*c'est peut-être l'occasion de prendre du recul,*
*d'avoir un peu plus de distance.*
*On peut profiter de ce temps de confinement*
*pour réfléchir à sa vie, s'introspecter,*
*savourer ses états d'âme.*
*Si on lit un livre,*
*essayons de méditer sur ce qu'il nous apporte*
*et d'identifier quelles émotions*
*et pensées nouvelles il suscite.*
*On a rarement le temps de faire ça.*
*C'est important de vivre*
*ces moments de ralentissement.* »

Frédéric Lenoir

Deux poissons goûtaient la quiétude d'une rivière aux eaux limpides. Ils allaient et venaient dans le doux courant, glissaient entre les algues ou se réfugiaient dans les trous de la berge serrée de racines.

— J'aime cet endroit, disait le premier poisson. Je le connais par cœur.

— Bien sûr que non, répondait le deuxième.

— Comment ça ? Je suis né ici, cette rivière est ma rivière !

— Tu n'en connais qu'une partie, de l'autre côté du miroir, se tient un monde que tu ignores (il parlait ainsi de la surface).

— Mais peu importe ! Je connais par cœur MON domaine : je sais où les algues sont les meilleures, où trouver des alevins, où les mouches viennent se perdre…

— Peut-être, cet endroit est agréable jour après jour, j'en conviens. Mais l'eau dans laquelle nous nageons n'est jamais la même, tantôt fraîche, tantôt impétueuse, tantôt lente, tantôt rare… Tu dois redécouvrir cette rivière jour après jour, de même que tu dois, jour après jour, découvrir où le pêcheur se met pour essayer de nous attraper.

L'autre poisson ne trouva rien à répondre et réfléchit à ces paroles profondes.

**Aller au-delà de sa zone de confort, c'est la découverte, l'expérience et la certitude de ne pas tourner en rond.**

# | 45 |

# | CHOISIR SA VIE À CHAQUE INSTANT |

## LA CONFIANCE EN SOI

> *« Arrêtez de mettre partout*
> *des balises mentales inutiles.*
> *Si on suit son instinct, on ne se trompe jamais.*
> *Chaque année, des oiseaux migrent*
> *sans savoir pourquoi.*
> *Eh bien voilà, nous devrions en faire autant,*
> *bouger tout le temps,*
> *sans trop nous poser de questions. »*

Lorenzo Marone

C'était une désolation dans la forêt : de mémoire d'animal, jamais on n'avait enduré une pluie aussi violente ! Les oiseaux se cachaient dans les ramures, les lapins dans les terriers, et les sangliers dans les sous-bois. Et les animaux cachés voyaient la souris marcher…

— Mais où vas-tu, souris, par ce mauvais temps ?

— Je monte sur la colline, je m'y sentirai mieux.

— Mais tu es folle, tu vas être trempée.

La souris continua son chemin sans écouter les remarques.

À l'orée de la forêt, elle croisa les vaches, les chèvres et les moutons qui se serraient les uns contre les autres pour éviter d'être glacés par la pluie. Ils lui dirent :

— Mais où vas-tu, souris, par ce mauvais temps ?

— Je monte sur la colline, je m'y sentirai mieux.

— Mais tu es folle, tu vas être glacée.

La souris continua son chemin et bientôt arriva en haut de la colline. Sur un petit promontoire, elle vit la campagne désolée, les champs trempés et la forêt luisante de pluie. Mais elle sentit qu'elle était mieux ici. Il plut toute la nuit.

Et le matin, il n'y avait plus qu'un immense lac autour d'elle… : les animaux avaient été emportés par les inondations, les arbres s'étaient écroulés, déracinés par le torrent de boue, et elle, n'écoutant personne d'autre que sa voix intérieure, avait eu la vie sauve.

**Chaque instant de la vie est une opportunité :**

**les choix que nous faisons**

**en déterminent le déroulement.**

# | 46 |

## | JE VEUX |

SANS EFFORT, SANS ATTENTE

*« Devancer le temps en pensée
nous dote de trois pouvoirs distincts :
prévoir, vouloir, se préparer. »*

Jean-Louis Servan-Schreiber

Dans un village, une légende racontait que celui qui pêchait un poisson rouge dans la rivière voisine deviendrait immensément riche. On racontait cela aux enfants. Tout le monde savait que cette légende était faite pour endormir les enfants.

L'un d'eux pourtant prit la ferme décision que ce poisson lui reviendrait.

— Je veux attraper ce poisson. Je veux devenir riche.

Les années s'écoulèrent. Les rires amusés des habitants devinrent des moqueries franches devant ce garçon qui était devenu un adolescent puis un homme et enfin, un vieil homme. Chaque jour, il les passait au bord de l'eau, avec une canne à pêche, arpentant les coins et recoins pour trouver ce poisson légendaire qui n'était autre qu'une simple histoire de village.

Lorsqu'on essayait de le raisonner, il répondait :

— Je veux ce poisson et je l'aurai ! Rien ne me fera faillir. Vous verrez, vous verrez !

Puis, au fil du temps, il répétait seulement :

— Je veux. Je veux. Je veux.

Toute sa vie s'écoula ainsi jusqu'au jour de sa mort. Il n'avait jamais cessé de croire son mental, de croire à cette histoire. Sa volonté l'avait trompé : son mental était si accroché à cette légende que l'homme passa sa vie en vain.

**Vouloir coûte que coûte relève d'une illusion de notre mental : cela engendre une crispation intérieure et nous fait rater les autres opportunités de la vie qui se présentent à nous.**

# | LE FARDEAU |

## AGIR EN CONSCIENCE

*« La pluie pousse à ruminer ses pensées.*
*On ne regarde pas les autres lorsqu'il pleut ;*
*on marche tête baissée,*
*le regard fixé sur les flaques agitées »*

Karen Maitland

Deux gentilshommes arrivèrent un jour dans une ville. C'était animé. Sur la grande place centrale, devant un hôtel, une dame attendait qu'on l'aide à descendre de sa chaise à porteurs.

La pluie avait laissé des flaques béantes mêlant eau sale et boue. La dame ne pouvait les traverser sans salir sa longue robe, témoin de sa richesse et de sa haute lignée. Elle était immobile, agacée et très en colère ; elle grondait ses serviteurs.

Ces derniers étaient embarrassés : leurs bras étaient occupés par les paquets qu'ils portaient pour elle ; ils ne savaient où les poser sans les tacher ou sans que quelqu'un s'en saisisse.

Le plus jeune des deux gentilshommes remarqua la dame, ne dit rien, et poursuivit son chemin. Le plus vieux, lui, s'approcha d'elle et la souleva en la prenant dans ses bras pour lui faire traverser les flaques et la déposer de l'autre côté.

Sans un mot, la dame se contenta de le renvoyer puis tourna les talons, avec un dédain affiché. Ses serviteurs lui emboîtèrent le pas pour ne pas attiser davantage la colère de leur maîtresse.

Nos deux gentilshommes reprirent leur route. Le plus jeune était préoccupé car cette scène ; il ruminait cette histoire. Ne tenant plus, au bout de plusieurs heures, il finit par rompre le silence et s'exclama :

— Cette dame que tu as aidée était méprisante et insultante. Tu l'as aidée à traverser l'eau et elle ne t'a même pas remercié. Quelle honte ! Tu n'es tout de même pas son valet.

— J'ai porté cette dame il y a maintenant des heures, répondit son compagnon de route. Pourquoi, toi, continues-tu à la porter ainsi ?

**Il ne sert à rien de ruminer le passé :**

**il empoisonne le présent.**

# | 48 |

# | ARCHIBALD ET LE CYCLE DE LA VIE |

## ACCEPTER

*« Se transformer tranquillement en cendres,
en humus, engraisser les vers,
nourrir les plantes, permettre au cycle de la vie
de poursuivre son cours.
C'est la seule forme d'éternité
à laquelle je puisse aspirer»*

André Brink

Il y a longtemps, dans un petit village, Archibald l'ancêtre refusait obstinément de mourir. Il avait ajourné la mort à plusieurs reprises. Et c'est donc sans crainte qu'il l'accueillit ce soir-là.

— Encore toi, tête plate ? dit le vieillard.

— Archibald, il va te falloir être raisonnable et accepter de mourir.

— Non ! Je suis contre la mort. Je refuse la mort, c'est tout.

— Mais pourtant, tu la pratiques…

— Pas du tout ! Je suis contre et jamais je ne tuerai ! s'offusqua le vieux.

— Chaque jour, ton corps tue des milliers de bactéries pour vivre. Chaque jour, tu détruis des microbes, des globules blancs et rouges… Tout ça pour assurer ta survie… Ta vie repose sur la mort.

— Mais non ! Les microbes m'attaquent ! Je me défends !

— D'accord… et ta nourriture alors ? Chaque repas que tu fais sacrifie des animaux et des végétaux, des êtres vivants…

— Mais… je les transforme…

— Tu seras transformé…

— Attends ! Attends, paniqua le vieil homme. Et toi alors ? Comment se fait-il que tu ne meures pas ! Ce n'est pas juste.

— En effet, je ne meurs pas. Et sais-tu pourquoi ?

— Non.

— Parce que je ne n'existe pas. Tu es vivant, donc, pour toi, la mort n'existe pas, tu ne peux ni l'éprouver ni la connaître. Mais quand tu seras mort, je n'existerai plus non plus.

Le vieil Archibald réfléchit. Certains disent qu'au matin, il était parti avec un sourire paisible.

**La vie est un cycle qu'il ne sert à rien de vouloir combattre. L'accepter, c'est l'assumer et se laisser porter.**

# | 49 |

# | ÊTRE ATTRAPÉ PAR LA PENSÉE |

## LE NON-JUGEMENT

*« L'échec est un sentiment,*
*bien avant d'être une réalité.*
*C'est le fruit de la combinaison entre la vulnérabi-*
*lité et le manque de confiance en soi,*
*qu'aggrave ensuite,*
*souvent délibérément, la peur. »*

Michelle Obama

C'est le grand jour pour Justine. Elle a son audition de guitare acoustique en vue de de la validation de fin de cursus au conservatoire. La guitare, elle est née avec. Son père est un célèbre guitariste.

Elle aussi est douée. Mais plus le jour J arrive, plus la pression se fait forte. Une petite voix en elle s'intensifie : « et si je n'y arrive pas ? » ; « je sens que je vais me tromper » ; « je crois que je vais décevoir mon père » ; « je ne suis pas à la hauteur ».

C'est pourtant un morceau qu'elle connaît par cœur. Le regard du jury, la présence de ses parents, la pensée de l'échec deviennent de plus en plus insoutenables.

De fait, lorsqu'elle entre sur scène, elle n'est pas à l'aise. Elle se sent happée par l'idée qu'elle ne va pas réussir.

Elle s'est programmée à l'échec. En effet, après trois tentatives, les doigts tremblants, elle ne parvient à enchaîner que quelques accords. Le jury la remercie et la prie de laisser sa place au candidat suivant.

Justine sort, dépitée : « j'étais sûre que je n'avais pas le niveau ». Elle s'effondre, en larmes.

**Nous accordons trop de crédit à cette petite voix intérieure qui nous juge et nous décourage. Quels échecs dans notre vie lui doit-on ?**

# | 50 |

# | LE POUVOIR DU SILENCE |

## LES VERTUS DE LA PATIENCE

*« Je dois aux livres ma victoire contre le silence.
Ce sont des passeports.
Ils abattent les murs, les remparts, les frontières,
toutes les barrières que les humains
ont inventé pour s'ignorer, se déchirer. »*

Irène Frain

Dans un petit royaume perdu des montagnes himalayennes, des changements politiques importants doivent avoir lieu. Le roi Atsong doit nommer son chef de gouvernement. Deux candidats au poste sont pressentis, mais ils n'ont pas du tout la même politique ni les mêmes idées pour le royaume. Calang pense qu'il faut maintenir le système de caste et les hiérarchies en vigueur dans le pays ; Hyen, lui, pense qu'il faut assouplir ce système social qui paralyse le pays.

Calang a logiquement la « priorité » dans la mesure où il côtoie la cour depuis plus longtemps. Dans le bureau, le souverain annonce :

— Je dois désigner l'un de vous deux comme Premier ministre, dit-il en pensant inviter ainsi Hyen à appuyer la candidature de son rival.

Mais il n'en est rien. Celui-ci demeure silencieux. Un silence s'installe. Dix secondes. Puis vingt, puis quarante.

Le roi se montre plus explicite :

— Voulez-vous, je vous prie, confirmer à Maître Calang que vous acceptez d'entrer dans son cabinet ?

Plus d'une minute de silence. Calang est décontenancé. Le silence est pesant. Tellement que ce dernier finit par craquer et annoncer :

— Non, non ! Ce n'est pas possible de demander cela à Maître Hyen. C'est lui qui doit être à ce poste.

**Patience et silence**

**valent mieux**

**que précipitation et agitation.**

# | UNE FEMME PRESSÉE |

## LES VERTUS DE LA PATIENCE

*« L'intelligence est la faculté
de relativiser les absolus
livrés bruts par l'expérience. »*

Michel Tournier

Elle serrait le volant jusqu'à en faire blanchir ses phalanges. Cet embouteillage était interminable. Ça la mettait dans tous ses états. Mentalement, elle ressassait tout ce qui allait en découler de négatif : elle devrait bousculer les enfants pour prendre leur bain plus vite, elle devrait se dépêcher de préparer le repas, elle n'aurait pas le temps d'appeler sa mère comme prévu, elle ne pourrait pas souffler un peu avant la mise au lit des petits…

Elle essaya de prendre un autre itinéraire mais il fut aussi catastrophique que la route principale. Elle eut envie de klaxonner. Dès qu'une portion de route libre s'offrait à elle, elle accélérait très fort, pour freiner vingt mètres plus loin, mais elle avait l'impression de faire tout ce qu'elle pouvait pour aller vite.

Elle arriva à bout de nerfs chez la nounou. Les enfants avaient joué paisiblement. Et finalement tout allait bien, sauf qu'elle les houspilla pour partir vite, qu'elle les brusqua pour le bain, qu'elle les fit manger dans une ambiance tendue.

Ce n'est qu'une fois les enfants couchés qu'elle réalisa que finalement, la soirée avait été mauvaise parce que son impatience à rentrer plus vite avait conditionné toute sa mauvaise humeur. Si elle avait accepté d'arriver plus tard, si elle avait imaginé le plaisir de retrouver ses enfants plutôt que l'impossibilité d'arriver à une heure qu'elle estimait « normale », toute la soirée en aurait été différente.

**Notre impatience**

**est souvent le terreau**

**de notre mal-être.**

# | L'ÉMERVEILLEMENT EN VOUS |

## UN NOUVEL ÉTAT D'ESPRIT

*« La curiosité telle que tu l'entends*
*n'est-elle pas surtout un art ?*
*Un art de bifurquer ? Un art de naviguer ?*
*Un art de vivre? Un art de voyager à peu de frais ?*
*Un remède à l'indifférence?*
*Un désir de voir par soi-même,*
*de lire sans consigne, de poser*
*et de se poser des questions*
*tout le temps d'une existence,*
*de ne pas perdre la fraîcheur*
*si tôt détrônée de l'enfant ?*
*Une manière d'être vivant, de te sentir vivant,*
*jusqu'à la fin de ton temps sur terre ? »*

Jean-Pierre Martin

Imaginez qu'un jour, un matin, la personne que vous étiez enfant se retrouve à votre place, le petit enfant que vous étiez devienne vous. Imaginez celui que vous étiez découvrir votre maison, votre appartement, votre décor. Imaginez-le cet enfant, conduisant votre voiture tout seul ou prenant le métro pour se rendre à votre travail… Pensez à son étonnement, son admiration quand il en sera à faire vos tâches quotidiennes, et découvrira tout ce qui vous semble, à vous, si banal et courant.

Peut-être n'êtes-vous pas satisfait de votre vie et de ce que vous avez bâti, avec pourtant de la constance et de l'acharnement, parce que la vie est ainsi.

Mais retrouvez cet enfant en vous, celui que vous étiez : petit sans doute, mais frais, nouveau et apte à s'émerveiller de tout.

**Prenez le temps de laisser**

**cet enfant vous dire**

**tout ce que vous faites de grand à ses yeux**

**et tout ce qui est bon,**

**fort et plaisant dans votre vie.**

# | 53 |

## | LE POTIER |

### LA CONFIANCE EN SOI

« Il y a quelque chose d'extraordinairement faux, paradoxal et presque irréel dans cette situation de l'infirmier exécutant, considéré du point de vue de la psychologie médicale.
Plus il obéit, moins il pense,
plus il appauvrit son intuition,
refoule ses sentiments,
tient le malade pour un objet.
Plus il est bon " surveillant "
moins il est bon " soignant ".

Roger Gentis

Un jour, un brave artisan potier eut entre les mains une pièce de céramique chinoise… Lui qui travaillait la terre depuis des années, fut stupéfait de la finesse, du brillant et de la blancheur de la merveille qu'il tenait dans les mains ! Le choc fut tel qu'il décida de trouver de lui-même le secret de cet autre artisan du bout du monde.

Alors, tous les jours, inlassablement, notre artisan essaya, testa les matières, les barbotines, les couleurs, les températures de four. Bientôt, son acharnement à la tâche devint notoire et on le compara à un fou.

Un jour qu'il avait besoin d'un feu plus vigoureux, il alla à son bûcher : celui-ci était vide, il n'y avait plus un morceau de bois ! Alors l'artisan rentra chez lui et saisit la table en disant : « ce que nous mangerons sera aussi bon par terre ».

Mais le feu manquait toujours, alors il prit les chaises et dit « ce que nous mangerons sera aussi bon à croupeton ».

Le feu devint plus puissant, mais il manquait encore un peu de force, alors le brave homme alla réduire en petit bois son armoire avec une hache, en disant : « qui a besoin d'armoire quand il n'a pas de chaise ? ».

Et arriva ce qui devait arriver : au plus fort du feu de son four, c'est là qu'il perça enfin le secret de la céramique.

**Belle leçon, n'est-ce pas ?**

**D'autant que cette histoire est vraie**

**et que l'artisan qui suivit ainsi son intuition**

**s'appelait Bernard Palissy.**

**Ne redoutez pas votre intuition :**

**elle est un guide.**

# | 54 |

# | LES ÉMOTIONS NÉGATIVES |

## AGIR EN CONSCIENCE

> « *Le blé demande du soleil,*
> *la betterave demande de la pluie.*
> *C'est pratique, ça permet au cultivateur,*
> *quel que soit le temps,*
> *de pouvoir se plaindre du temps.* »

Jean-Louis Fournier

Monsieur était furieux de tout, il était même furieux d'être furieux.

Sa journée s'était, il est vrai, très mal passée. D'abord, il avait été retardé dans les embouteillages et ce n'est qu'au prix d'une conduite particulièrement agressive qu'il arriva à l'heure au travail. Ensuite, les gens avec qui il travaillait (de vrais incapables, qui gâchaient ses idées et ne faisaient rien de valable) lui avaient réservé des contrariétés sans fin. À midi, le repas au restaurant fut tiède, et son dessert favori n'était plus à la carte. Le soir, une réunion lui fit perdre des heures utiles, qu'il essaya de rattraper en toute hâte avec force cafés et cigarettes fumées nerveusement.

Alors, le soir, en rentrant, il avait les nerfs en pelote.

Rien n'allait décidément.

Et voilà que comble du comble, il se mit à pleuvoir. Il déclencha rageusement les essuie-glaces. Décidément, rien ne lui serait épargné !

En s'engageant dans la rue de son quartier, sur la route devant lui, un fauteuil électrique.

Il reconnut la silhouette de sa jeune voisine, qui, suite à une opération de la colonne vertébrale, devait garder le fauteuil pour un temps indéterminé. Peut-être pour toujours, pensa-t-il. Il la doubla, et instinctivement regarda dans le rétroviseur.

C'était bien elle, cette jeune fille qu'il ne connaissait que peu.

Un éclair traversa Monsieur. Elle souriait. Les yeux levés vers le ciel. Les gouttes de pluie lui tombaient sur le front. La jeune fille souriait, oui, franchement. Ravie de sortir, d'être mobile, de vivre, de sentir.

Et soudain, Monsieur se demanda ce qu'il avait fait de sa journée.

**Chacun est libre d'apprécier sa situation : choisissez-vous de la vivre joyeusement ou de vous morfondre et de vous plaindre ?**

# | 55 |

## | L'ÉPHÉMÈRE |

### ACCEPTER

*« Aimer abondamment et vivre abondamment.
Aimer pour toujours et vivre pour toujours.
La vie éternelle est attelée à l'Amour. »*

Paulo Coelho

Un éphémère volait dans le jour clair. Dix heures déjà qu'il vivait, et il sentait sa fin venir. Il se posa sur une feuille et se lamenta :

— Quelle triste vie que la mienne ! J'ai passé la moitié de ma vie à me connaître et à savoir que je ne sais presque rien… et bientôt, je vais devoir mourir. Si seulement je vivais autant que l'oiseau…

Et justement, il remarqua sur une branche, une mésange, terrible mangeuse de moucherons, qui se lamentait sur sa branche:

— Cela fait bientôt trois ans que je vis sur cette terre… Mes enfants sont grands et je devrais mourir pour toujours ? Quelle tristesse que la mienne ! J'ai tant de choses encore à apprendre sur le monde et la vie… j'ai encore à jouir de tant de plaisirs et de jours… Si seulement je vivais autant que la tortue…!

Et justement, passait une tortue, un des animaux dont la vie est la plus longue. Pourtant, elle gémissait elle aussi :

— Cent vingt ans ? Qu'est-ce à côté de la vie des étoiles… je suis bien malheureuse de vivre si peu…

**Mais les étoiles meurent aussi, comme les éphémères. De toutes ces choses sur lesquelles nous n'avons pas prise, le mieux est de les accepter. Nous, comme les soleils, les fleurs et les galaxies, mourrons un jour. Alors à quoi bon se gâcher la vie avec l'idée de la mort ?**

# | 56 |

# | LE VRAI DU FAUX |

## LE NON-JUGEMENT

> *« Être humain , être simple,*
> *la façon la plus naturelle*
> *n'en était-elle pas de laisser parler en moi*
> *ce qui refusait de se taire ?*
> *Je n'accepte pas de mentir*
> *pour apparaître sincère au jugement des hommes ».*

Marcel Arland

Une taverne hollandaise. An 1578. Deux amis passionnés de découvertes et de sciences débattent au milieu d'un café brun à l'ambiance animée :

— La terre est ronde et elle est au centre de l'univers.

— Mais non, mais non. Tu dis n'importe quoi. La terre est plate et c'est le soleil qui est au centre de l'univers.

Que dis-tu ? Allons, tu perds la raison. Et Magellan ? N'a t-il pas fait le tour du monde en navire, prouvant ainsi que la terre était ronde ?

— Cela ne prouve rien. Et puis Copernic, lui, il dit que la terre tourne autour du soleil. Alors tu ne peux pas dénigrer les travaux d'un tel scientifique, non ? Toi-même l'estimes beaucoup en plus.

Le débat amuse les clients de la taverne jusqu'à ce qu'il dégénère en dispute puis en bagarre. Les deux amis en viennent aux mains ; on les sépare.

— T'es un abruti, dit l'un.

— C'est toi l'idiot dans cette affaire, répond l'autre.

**Une si belle amitié vient de voler en éclat. Qui dit vrai ? Qui dit faux ?**

**Aucun des deux et tous les deux à la fois. Mais qu'est-ce qui est le plus important ?**

# | 57 |

## | LA VAGUE SACRÉE |

### LES VERTUS DE LA PATIENCE

*« Se reconnaître comme une simple médiation,
savoir que nous n'avons pas plus de réalité
ni de destin propres qu'une vague sur la mer,
c'est n'accorder à notre moi que l'identité d'une te-
nace apparence : c'est en être délivré. »*

Nicolas Grimaldi

Dans les îles du Pacifique, on raconte qu'un fils de clan était fasciné par les vagues. Son père lui affirma :

— Tu deviendras chef lorsque tu auras dompté Uluhia, la vague sacrée.

Tous les cinq ou sept ans, une vague énorme se forme. Elle effraie autant qu'elle fascine les gens de la côte.

Dès lors, le fils n'eut de cesse de s'entraîner encore et encore pour affronter le phénomène naturel venu de l'océan. Tous les jours de la semaine, il allait se frotter aux vagues pour en percer le secret. Au départ, ce fut avec une petite barque, qui finit par se désagréger. Il remarqua qu'une longue planche de bois lui permettait d'être plus mobile et plus libre de ses mouvements. Mais rien à faire. Il se retrouvait balayé par la houle alors qu'il plongeait dedans pour s'y confronter physiquement. Le jour de Uluhia arriva. Il était alors devenu un jeune homme. La côte s'était suffisamment retirée pour annoncer la venue de la vague géante. La veille, inquiet, il regardait l'horizon. Il savait que demain allait se jouer, sous le regard de son père, son destin de fils de chef. Mais il avait aussi conscience que rien n'était gagné. Il avait suffisamment usé son corps pour savoir qu'à chaque fois, il finissait vaincu par la force de l'océan. Son regard se porta sur un albatros qui venait de se poser sur l'eau au loin. Une vague arrivait ; le fils du chef était persuadé que le volatile allait être englouti. Mais à sa grande surprise, ce ne fut pas le cas : l'albatros n'affronta par la vague en s'y plongeant, mais se laissa porter, épousant le rythme de l'ondulation. Le fils du chef se leva et s'exclama :

— J'ai compris comment dompter Uluhia ! Je ne dois pas l'affronter ni la combattre, mais l'accompagner comme une amie et me laisser porter.

**La vie est comme cette vague : parfois terrible et inquiétante ; affronter ces événements tête baissée et frontalement ne mène jamais à la sérénité. Les accepter et les laisser nous porter malgré tout offre un espace de maîtrise : on surfe avec la vie, et non contre elle.**

# | LE MOMENT PRÉSENT |

## UN NOUVEL ÉTAT D'ESPRIT

*« Tout passe, les heures, les nuages dans le ciel,
la vie des hommes, emportés de la naissance vers la
mort. Ne t'attache pas à la chronologie affective des
choses. C'est une très mauvaise manière de voir le
monde. Fais de chaque seconde une expérience en-
richissante, sans t'inquiéter du temps qui fuit
et des matins qui ne reviennent plus.
Le présent est la seule chose qui n'ait pas de fin. »*

Proverbe amérindien

Deux cadres se retrouvent devant la machine à café :

— J'ai une réunion à 11 h. Ah oui, et puis il faut que j'aille m'acheter un sandwich : j'aurai trente minutes pour le manger ; après je file déposer ma voiture au garage. Ensuite, je reviens : à nouveau réunion. Après, j'ai vingt minutes pour aller chercher du pain, puis récupérer mes enfants à 17 h. Enfin je rentre, je prépare à…

Il se tait subitement…

— Quelle journée épouvantable… Ça me stresse…

Son collègue est calme.

— Comment tu fais, toi ? Tu as l'air toujours détendu. On a pourtant les mêmes réunions et la même vie familiale.

— Oh tu sais, rien de spécial.

— Mais si, dis-moi… Tu as une compagne qui fait tout à ta place ? Tu prends des vitamines ? Comment fais-tu pour être toujours serein ?

— Rien de tout ça. En fait, lorsque je travaille, je travaille ; lorsque je marche, je marche ; lorsque je conduis, je conduis ; lorsque je cuisine, je cuisine…

Son collègue le regarde, éberlué. Les gens inquiets vous diront que toutes les secondes vous poignardent et que la dernière vous tue. Cela pourrait être assez pour vous donner envie de profiter de l'instant. Cela peut aussi vous inspirer que chaque seconde importe, chaque seconde, même si elle s'écoule dans une cascade incessante, mérite que vous l'appréciiez à sa juste mesure.

**Chaque seconde qui vient**

**est un cadeau,**

**c'est pour cela**

**qu'on l'appelle « le présent ».**

# | DEVENIR VOUS-MÊME |

## LA CONFIANCE EN SOI

*« On ne risque rien à devenir ce que l'on est déjà.*
*On connaît la valeur de la vie*
*et ce que ça peut apporter d'être au monde.*
*Il ne faut mettre de l'énergie qu'à être soi-même.*
*Se trouver reste la clé. »*

Frédérique Deghelt

Il était une fois un corbeau et sa femme qui attendaient avec impatience l'éclosion de leurs œufs. Vint enfin le moment où les petites coquilles s'agitèrent, se brisèrent les unes contre les autres et finalement, cinq oisillons apparurent. L'un d'eux semblait plus petit et son bec plus fin. Qu'importe, se dit le père. En le nourrissant bien, il grossira vite.

En effet, les parents ne ménagèrent pas leur peine pour nourrir les petits.

Ils commencèrent à leur apprendre tout le nécessaire pour être un corbeau, notamment cette façon de croasser quand le ciel est bas et gris et fige la campagne.

Bientôt, les petits grandirent et les plus avancés commencèrent à se couvrir de plumes noires. Quelle ne fut pas la surprise des parents de voir que le dernier, le plus petit, non content de n'avoir pas de

plumes noires, commençait à en avoir des rouges !
Non seulement il restait minuscule, non seulement
ses plumes n'étaient pas noires, mais en plus, il
croassait fort mal !

Le petit rouge, comme on l'appelait, renonça bien
vite à devenir aussi gros que ses frères ; il sut qu'il
n'y arriverait jamais.

Il renonça bien vite à croasser fort et grave ; il sut
qu'il n'y parviendrait jamais.

Mais de son filet de voix aigu, il décida de faire
un atout : il chanta du matin au soir.

Et dès lors qu'il n'essaya plus de faire le corbeau,
ce fut merveille de l'entendre.

Bientôt, il fallut se rendre à l'évidence. Il était plus
Rouge-gorge que Corbeau, et chacun le laissa devenir ce qu'il était.

C'est ainsi qu'il devint, des arbres environnants,
le plus bel oiseau et le plus talentueux chanteur.

**Ne laissez personne vous dire comment être :
soyez vous-même.**

**C'est votre plus grande force intérieure.**

# | 60 |

# | L'HOMME ET L'OISEAU |

## AGIR EN CONSCIENCE

> *« N'importe quel individu,*
> *aussi maître de lui-même soit-il,*
> *laisse filtrer ses émotions*
> *à un moment ou un autre. »*

Dean Koontz

Un conte arabe relate l'histoire d'un homme qui captura un jour un frêle oiseau, si petit qu'il tenait dans la paume de sa main. L'oiseau tenta de négocier sa liberté :

— Qu'attends-tu donc de moi ? Dit-il. Je suis si petit, si maigre, je n'ai que la peau sur les os ! Rends-moi la liberté ! En échange, je te dirai trois vérités.

— Soit, dit l'homme. Mais comment pourrai-je savoir si tes vérités sont utiles pour moi ?

— C'est très simple, je te dirai la première vérité lorsque je serai encore dans ta main. Je te dirai la seconde lorsque je serai sur la branche de cet arbre ; ainsi, tu auras encore le pouvoir de me rattraper si cette vérité ne te convient pas. Enfin, je te dirai la troisième, la plus importante, lorsque je serai là-haut dans le ciel.

— D'accord, dit l'homme. Dis-moi la première vérité.

— Si tu perds quelque chose, s'agirait-il de ta propre vie, tu ne dois pas le regretter.


Voilà une vérité profonde, pensa l'homme : le non-attachement aux formes extérieures, en effet, est le secret de la vraie liberté. Il ouvrit la main. L'oiseau s'envola sur la branche, d'où il énonça sa deuxième vérité :

— Si on te raconte une absurdité, n'y crois sous aucun prétexte avant d'en avoir eu la preuve.

— Très bien, dit l'homme. Tu es beaucoup plus sage que ne le laissait prévoir ton minuscule crâne d'oiseau : l'être humain, en effet, est naturellement attiré par le mensonge et l'illusion, nés de sa convoitise ! Mais quelle est donc la troisième vérité ?

— J'ai dans l'estomac, deux diamants gros chacun comme un de tes poings, affirma l'oiseau qui volait désormais dans le ciel. Si tu m'avais tué, ta fortune était faite.

Fou de rage, l'homme maudit l'oiseau. Il s'en voulut d'être si stupide et pleura sur son sort.

— Imbécile ! s'exclama l'oiseau. Je t'ai dit de ne jamais regretter aucune chose, et tu regrettes déjà de m'avoir libéré !

Je t'ai dit de ne jamais croire une absurdité, et tu m'as cru lorsque j'ai prétendu, moi qui tiens dans la paume de ta main, avoir avalé deux diamants gros comme tes poings !

En raison de ta convoitise et de ton aveuglement, tu ne pourras jamais voler dans le ciel comme moi.

**Les émotions peuvent si rapidement mettre à mal nos beaux principes et nos belles convictions. N'est-il pas temps de maîtriser leur impact sur nos vies ?**

# | 61 |

## | L'HOMME AUX YEUX VAIRONS |

### LE NON-JUGEMENT

*« Ma beauté, quoique médiocre, n'a pas besoin du fard de vos louanges : la beauté s'estime et se prend sur le jugement des yeux, et non sur l'humiliant éloge de la langue intéressée à la vanter. »*

William Shakespeare

Depuis son enfance, Pierre est toujours regardé « de travers », c'est le cas de le dire. Il est né avec des yeux vairons, à savoir un œil de couleur bleu, et l'autre d'un marron si foncé qu'on dirait qu'il est noir.

Il en fait un complexe depuis son enfance, se sentant différent et systématiquement mis de côté par les autres. Côté cœur, il ne compte plus les fois où les filles l'ont rejeté avec des « c'est trop bizarre » ou « on dirait un monstre ».

À 40 ans, Pierre n'a encore jamais eu de femme à ses côtés, s'étant enfermé dans cette croyance que ses yeux vairons le rendent laid. Il a bien conscience que, malgré son âge et son expérience, son regard étrange le disqualifie presque d'avance. Il s'est fait une raison.

C'est pour ses 40 ans justement qu'il s'offre un voyage dans une île paradisiaque de l'océan Pacifique. Dès sa descente de l'avion, Pierre ne comprend pas ce qui se passe : les femmes le regardent toutes avec un sourire et, à l'évidence, ne demandent qu'à s'accrocher à son bras.

Dans la rue, les femmes s'approchent de lui, lui font des avances. Il est le premier surpris. C'est la première fois qu'il découvre ainsi son pouvoir de séduction.

Un habitant lui explique :

— Nous avons une légende selon laquelle les personnes aux yeux de couleurs différentes sont des protégés de notre divinité locale. De là, dans notre culture, le fait qu'on vous associe à la prospérité, la beauté et la bienveillance. Ne soyez pas surpris de votre effet sur les femmes de chez nous !

Ainsi, découvrant qu'il est ici un « homme séduisant », il s'installe sur l'île, rencontre une femme et construit sa vie.

**À force de juger son physique à l'aune des critères de notre mental et de la société, on en oublie les charmes, le potentiel de séduction, extérieur et intérieur.**

# | 62 |

# | UNE QUESTION DE PERCEPTION |

## LES VERTUS DE LA PATIENCE

*« La perception n'est pas une science du monde,*
*ce n'est pas même un acte,*
*une prise de position délibérée,*
*elle est le fond sur lequel tous les actes se déta-*
*chent et elle est présupposée par eux. »*

Maurice Merleau-Ponty

Deux amis sortent du cinéma.

— Quel film ! Cette histoire d'un footballeur un peu naïf qui est manipulé par le système et ses proches, j'ai trouvé ça vraiment touchant.

— J'ai bien aimé. J'ai trouvé ça drôle et frais.

— Drôle ? poursuit son ami. Je n'ai pas trouvé ça drôle, mais plutôt émouvant et même triste… Comment le sort de cet homme candide peut-il être perçu comme drôle ?

— Eh bien, je ne sais pas : c'est un personnage un peu idiot ; il me fait penser à Charlot. Alors, j'ai trouvé ça plutôt amusant de le voir se dépatouiller ainsi. Je ne vois pas ce qu'il y avait de triste et émouvant, ma foi.

— Et puis la fin, ça se termine mal pour lui : il est viré de son équipe et devient un vendeur de fruit totalement anonyme alors qu'il pouvait devenir une star du ballon rond.

— Justement, il semble heureux à la fin : il n'a certes pas la gloire espérée mais le dernier plan le montre souriant…

**Un film, une seule et même histoire et pourtant deux perceptions différentes. Il en est de même dans votre vie : ce que vous vivez et la perception que vous en avez est personnelle et subjective. Il n'y a rien d'absolu.**

**Comment choisissez-vous de vivre tel ou tel événement ?**

**Quel sera votre angle de perception ?**

# | 63 |

# | ÉLOGE DU CHANGEMENT |

## UN NOUVEL ÉTAT D'ESPRIT

*« Vivre, c'est perdre...*
*Si on peut accepter que rien n'est permanent*
*et que le changement est inévitable,*
*si on peut s'adapter,*
*on sera plus heureux. »*

Louise Penny

Une chenille se traînait péniblement sur une branche. Elle était lasse. Elle sentait son heure arriver.

— Je vais bientôt mourir et me figer ici, comme une peau desséchée. Hélas !

Elle se remémora toute sa vie : ses rencontres, ses festins faits de jeunes pousses bien tendres, les jours de pluie qui avaient tant de saveur.

— Comme j'aimerais que tout demeure comme avant, que rien ne change. Je voudrais que le temps s'arrête.

Un papillon vint se poser à ses côtés, attiré par les lamentations de la chenille.

— Pourquoi te lamentes-tu ?

— Eh bien, je vais bientôt quitter ce monde à regret.

— Mais pourquoi maudire le changement et t'agripper à une sorte de fixité. Tout bouge, tout change. Ton esprit doit être aussi flexible et apte à embrasser ce changement plutôt que de le figer dans des illusions.

— Hélas, hélas… Je ne veux pas finir immobile sur cette branche. J'aurais rampé toute ma vie et me voilà à regretter cette vie.

— Sais-tu que, bientôt, tu pourras te transformer en papillon et voler avec des ailes magnifiques ?

**Embrasser le changement plutôt que de lutter contre et s'accrocher au passé, c'est laisser les plus belles opportunités de la vie entrer dans la vôtre.**

# | 64 |

# | LE JARDIN DU PRINCE |

## LA CONFIANCE EN SOI

*« Le regard est peut-être toujours sous influence,
et dépend d'une capacité de comparer
une chose avec une autre. »*

Vidiadhar Surajprasad Naipaul

Un prince avait planté près de son château toutes sortes d'arbres, de plantes et de fleurs. Son jardin était très étendu et luxuriant. Chaque jour, il s'y promenait en profitant du calme de sa demeure. Un jour, il dut partir en voyage. À son retour, aller marcher dans le jardin fut la première chose qu'il fit. Mais les plantes et les arbres étaient en train de se dessécher, ce qui l'affecta, lui qui avait gardé en mémoire la majesté de son jardin. Il s'adressa au saule, pour connaître les raisons de cette décrépitude. L'arbre lui répondit :

— J'ai regardé le poirier et je me suis dit que jamais je ne produirais de si beaux fruits. Je me suis découragé. Voilà pourquoi j'ai commencé à sécher.

Le prince alla trouver le poirier, lui aussi en train de mourir. Il l'interrogea à son tour et celui-ci raconta :

— En regardant la rose et en sentant son parfum, je me suis dit que jamais je ne serais aussi raffiné et délicat. Je me suis mis à sécher, répondit l'arbre fruitier. La rose elle-même était en train de dépérir, le prince alla lui parler et elle lui dit :

— J'aimerais tant avoir l'âge de l'érable qui est là-bas. J'aimerais tant que mes feuilles ne se colorent pas à l'automne. Mes pétales ne durent que peu de temps : à quoi bon tout ça ? Je me suis donc mise à dessécher.

Dépité, le prince poursuivit tout de même sa promenade. Soudain, il aperçut une magnifique petite fleur. Elle était tout épanouie. Il s'étonna et alla lui demander les raisons de sa fraîcheur.

— J'ai failli me dessécher, moi aussi. Au début, je me désolais en me disant que je n'aurais jamais la majesté d'un saule ; ni le raffinement et le parfum de la rose. J'ai commencé à mourir, mais j'ai réfléchi et j'ai pensé : si le prince, qui est riche, puissant et sage, et qui a créé ce jardin, avait voulu quelque chose d'autre à ma place, il l'aurait planté. S'il m'a plantée, c'est qu'il me voulait moi, telle que je suis. Dès lors, j'ai décidé de ne plus me comparer et de donner le meilleur de moi-même, pour moi-même.

**Notre esprit est bien souvent enclin au découragement et à la comparaison. Il se dessèche lui aussi. L'amour, la confiance d'être soi-même et l'estime de soi sont les terreaux fertiles de notre vie intérieure.**

# | 65 |

## | LE SINGE |

### LE NON-JUGEMENT

*« La plus belle sagesse c'est de ne pas être sage. »*

Angelus Silesius

Un homme avait, après une déception amoureuse, décidé de partir en Inde afin de changer d'air et de s'éloigner de celle qui lui causait tant de tourments intérieurs.

Il espérait ainsi calmer son esprit et retrouver un peu de sérénité. Pourtant, même là-bas, il ne cessait de penser à elle. Où qu'il aille, à n'importe quel moment, au détour d'une ruelle ou dans un restaurant, l'image de celle qui avait pris son cœur revenait sans cesse et, avec elle, des émotions de tristesse et de dépit. Elle possédait son cœur mais aussi son esprit.

C'était plus fort que lui. Il aurait tant aimé qu'elle soit là, avec lui, à visiter ce pays.

Lors d'une promenade dans la forêt, sur un sentier menant à une colline qui surplombait la ville, il ruminait encore et encore. Il aperçut un sage qui était en pleine méditation au milieu de la nature, un peu à l'écart du sentier.

— Ah… Que j'aimerais être aussi tranquille que lui…

Le sage ouvrit les yeux et regarda notre voyageur. Ce dernier prit cela comme une invitation et engagea la conversation.

— J'admire votre quiétude. Comment faites-vous pour être aussi serein ?

Le sage pointa son doigt en direction d'un singe qui passait par là, tournicotant dans tous les sens, allant de branche en branche.

— L'esprit est comme ce singe : toujours en mouvement, toujours agité. C'est dans sa nature. Quand le mien s'agite, je le laisse faire et me contente de le regarder s'agiter. C'est tout.

**Par l'observation de son esprit, de manière neutre et sans jugement, nous avons le pouvoir d'en comprendre la nature et, ainsi, d'en réduire l'emprise.**

| 66 |

# | HISTOIRE DE SURMENAGE |

## LES VERTUS DE LA PATIENCE

*« Organiser, ce n'est pas mettre de l'ordre.
C'est donner de la vie. »*

Jean-René Fourtou

Dans le jardin, un homme est assis. Martin. Il fait le point sur sa vie. Il est au bout du rouleau. Cadre dans une grande entreprise, il accumule les dossiers en retard car on lui en demande toujours plus ; surtout, il ne veut pas décevoir son supérieur et, à force, croule sous le travail. Il n'arrive plus à tenir la cadence. D'autant que, de retour chez lui, il doit s'occuper de ses trois enfants. Il a un rang à tenir. Plus le temps de faire du sport, de voir ses amis… Oui, il est au bout du rouleau. Sa vie est devenue une accumulation de tâches à effectuer, de manière automatique et silencieuse. Il n'y a plus de joie. Il y a trop… Le burnout n'est pas loin.

Martin est tellement préoccupé par ses pensées qu'il ne fait pas attention aux bruits des oiseaux et au vent dans les arbres. Tout à coup, son regard se porte sur un vieil homme souriant, assis sur un banc, en train de se préparer du thé. La simplicité de ses gestes et de son visage l'invite à venir vers lui.

— Bonjour. Je vous observe et vous semblez si tranquille, dit-il au vieil homme.

— La nature et les oiseaux le sont tout autant, répond-il tout en continuant à préparer son thé.

— Ah oui… Mais personnellement, j'ai tellement de soucis… Avez-vous vécu ça ? Je suis extrêmement sollicité au travail… J'ai trois enfants…

Martin continue de faire la liste de tout ce qui lui semble aller de travers dans sa vie.

— Tenez, dit le vieil homme en lui proposant une tasse de thé.

Notre homme ne fait presque pas attention et continua sa logorrhée, tandis que le vieil homme verse le thé. Au bout d'un moment, le liquide déborde de la tasse.

— Hé ! Attention ! réagit Martin.

— Comme cette tasse, vous êtes rempli de vos propres poids et de vos propres pensées négatives, dit le vieil homme. Comment pourrais-je vous être d'une aide quelconque si vous ne videz pas votre tasse ?

**Savoir faire le tri, mettre de l'ordre dans sa vie est le début du chemin pour reprendre le contrôle.**

# | 67 |

# | SE LAMENTER |
## UN NOUVEL ÉTAT D'ESPRIT

> *« Tout au long de notre vie,*
> *on juge ce qui nous arrive,*
> *on se réjouit, on se lamente.*
> *Pourtant, on ne saura qu'au dernier moment*
> *s'il y avait lieu de se réjouir ou de se lamenter.*
> *Rien n'est figé, tout évolue. »*

Virginie Grimaldi

Le diable était venu sur terre avec l'envie de jouer un mauvais tour aux hommes. En ce temps-là, il se plaisait à les tourmenter. Il trouva un pauvre berger et se présenta à lui sous les traits d'un sage.

— Comment va la vie, mon ami ? demanda-t-il.

— Oh, bon vieillard, pas si bien… Toujours une contrariété, toujours à attendre le soir le plaisir de rentrer et de laisser cet ennuyeux pâturage jusqu'au lendemain. Toujours à attendre les feux de la Saint-Jean ou la Noël… enfin, une occasion de se réjouir, quoi. Le diable sourit. Les hommes naïfs se livrent si volontiers. Il sortit de sa poche une pelote de laine et déclara :

— Sois heureux, jeune pâtre ! J'ai la solution à ton problème, et par amitié pour toi, je vais te l'offrir.

Voici une pelote de laine. Déroule-la un peu et la journée passera en un instant. Déroule-la davantage et un mois, un an passeront à ta guise. Plus jamais tu n'attendras en vain !

— Vous me la donnez ? Vrai ?

— Vrai. En sans aucune contrepartie, j'aime rendre service.

Et ainsi, il laissa le berger avec la bobine de laine. Le lendemain, pour s'épargner une journée longue et pénible à garder ses bêtes, le berger déroula sa pelote et fit venir le soir en un instant. Se retrouvant à la nuit tombée dans son lit alors qu'il venait tout juste de se lever, il trouva cet objet merveilleux ! Le berger prit l'habitude de dérouler la pelote en toutes occasions : quand il pleuvait, quand il faisait trop chaud, quand les fêtes tardaient trop à venir, quand il avait du chagrin, quand une épreuve l'attendait ou quand ses rendez-vous galants le faisaient languir. Un jour qu'il voulut tirer la pelote, ne supportant plus la douleur de ses jambes, il remarqua ses doigts vieux, tordus et gourds. Et la pelote dans sa main n'était plus qu'un fil ténu.

Alors il se mit à trembler de tout son corps. Et il aurait juré entendre un rire éclater.

**Se lamenter sur son sort est le plus sûr moyen de passer à côté de sa vie.**

# | 68 |

# | JUGEMENT HÂTIF |

## LE NON-JUGEMENT

*« Les vagues sont peu de choses*
*au regard de l'océan »*

Claude Lelouch

L'homme regardait la mer avec son fils.

Ils habitaient là depuis toujours, vivant de crabes, de coquillages, d'algues et de poissons, comme tous ceux du village. Le climat était rude, froid, brumeux. La mer pouvait se montrer terrible et grondante. Mais, à l'instar des coquillages agrippés à leur rocher, ces hommes restaient là.

— Dis, Papa, demanda le fils.

— Oui ?

— Pourquoi ne partons-nous pas de l'autre côté de la mer ?

Le père regarda son fils avec sévérité :

— Observe la mer. Et que vois-tu ?

— Heu… je vois l'horizon.

— Et derrière ?

— Rien.

— C'est bien ça. Il n'y a rien derrière l'horizon. Et c'est là que tu voudrais que nous allions ?

Le fils ne répondit pas. Le vent souffla, quelques goélands crièrent.

— Mais les oiseaux, Papa… des fois, on les voit venir de l'horizon ?

— Ils savent voler au-dessus de rien, pas nous.

L'enfant ne semblait pas convaincu. Agacé de le voir si têtu, le père (car il avait beaucoup observé les choses, pensait-il) reprit :

— Regarde les vagues. Que vois-tu ?

— Elles viennent s'échouer vers le sable.

— C'est ça. Donc elles vont dans quelle direction ?

— Vers la terre.

— Pourquoi, alors, chercherions-nous à partir quand les vagues inlassables nous ramèneraient ici ?

Voir fait juger. Mais on n'est jamais sûr de bien voir et on n'est jamais certain de bien juger.

# | ÉPILOGUE |

Voici la soixante-neuvième histoire. Je souhaite, en guise de conclusion, vous raconter les effets que les petites fables de pleine conscience ont eu sur ma vie, ce qui m'a conduit à en écrire également pour les partager avec vous.

Je suis médecin. On peut soulever le paradoxe de cet ouvrage : ma formation scientifique me porte naturellement vers le rationalisme. Les principes de pleine conscience, ce n'est pas vraiment dans ma culture ni dans ma formation médicale (du moins à l'époque où j'effectuais mes études). Mais en tant que médecin, je suis aussi en contact avec des patients dont les maux relèvent en partie souvent de troubles intérieurs.

Moi-même, j'ai été pris dans ce tourbillon de la vie surchargée. J'ai toujours eu des facilités d'endormissement. Et puis, un jour, j'ai rencontré l'insomnie.

Elle est venue frapper ma vie et y semer le chaos. Elle n'était finalement que le point de bascule après tant d'années d'accumulation de travail et de tracas.

C'est à ce moment-là de ma vie, alors que je peinais chaque soir à trouver le sommeil, que je me suis penché sur ce qui relevait de la pleine conscience. J'avais testé différentes approches. Rien à faire. J'ai alors cultivé le lâcher-prise et développé la patience et l'acceptation, lorsque le corps ne veut pas s'endormir.

Les rêves et le monde du sommeil m'ont toujours fasciné. À travers mon métier, j'ai pu rencontrer des personnes souffrant d'apnées obstructives du sommeil ; depuis, je suis conscient de l'importance d'une respiration nasale pour un sommeil réparateur.

Le sommeil est en effet pour moi un moment clef. Dans nos sociétés modernes, il a été négligé. Il est devenu une activité « perte de temps » pour la plupart des gens. Or, les effets et les bienfaits du sommeil impactent tous les aspects de notre vie : la santé, le dynamisme, le moral, la mémoire, etc.

Mes recherches dans ce domaine m'ont amené à étudier les rituels favorisant l'endormissement. J'ai peu à peu éprouvé, trié, sélectionné les « méthodes » les plus efficaces pour trouver un sommeil tranquille et naturel. Associer la lecture d'histoires positives et le principe de la pleine conscience est idéal.

J'y invite tous ceux qui veulent dormir tranquillement, après une journée de fatigue et de stress. Cette lecture ne demande aucun effort, ni une quelconque contorsion. Simplement de permettre à chaque histoire d'infuser dans la nuit et modifier peu à peu votre inconscient pour une vie plus sereine. Laissez leur pouvoir agir en vous. Laissez votre inconscient s'imprégner des histoires positives et se reprogrammer peu à peu.

**Ne dit-on pas que la nuit porte conseil ?**

# | REMERCIEMENTS |

À travers cette merveilleuse passion qu'est la médecine, l'écriture de ce livre a engendré une formidable aventure pleine de rencontres et de surprises, grâce à vous !

Mes remerciements sont nombreux car ils incarnent la nature profondément participative de cette publication. Ainsi, je tiens à remercier tous ceux qui m'ont aidé en participant, en soutenant et en partageant le projet. Votre implication et votre soutien me motivent à continuer à écrire et à partager avec vous. En effet, vous avez été nombreux à me soutenir et je vous en remercie chaleureusement !

Vraiment, quelle chance de vous avoir à mes côtés !

Merci à ma famille, à mes amis et collègues mais également à toute la communauté de méditation en pleine conscience pour votre aide, votre accompagnement et vos participations !

# |INDEX|